PROF. EDZARD ERNST

ALTERNATIVMEDIZIN
WAS HILFT, WAS SCHADET

—

Die **20 besten**, die
20 bedenklichsten
Methoden

INHALT

Alternativmedizin im Fokus 6

Wieso dieses Buch? 7
Sachliche Aufklärung
tut not 8
Und warum dieser Autor? .. 10

Warum ist Alternativmedizin so beliebt? 15
Die therapeutische Beziehung 15
Missstände und Gefahren der
konventionellen Medizin ... 16
Fehlinformation und
Leichtgläubigkeit 17
Verzweiflung 18
Noch mehr Gründe 19

Was sind die typischen Merkmale der Alternativmedizin? 19
Oft von Einzelnen
entwickelt 20

Als Allheilmittel gepriesen... 21
Kritik an Impfungen &
Medikamenten 22
Eine emotionale Diskussion 23
Meinungen und
Glaubensbekenntnisse 24

Wie werden Patienten in die Irre geführt? 26
»Alternativmedizin ist
natürlich«.............. 27
»Was derart beliebt ist,
muss auch wirksam sein« ... 28
»Was eine lange Tradition hat,
muss auch gut sein« 29
»Alternativmedizin ist
ganzheitlich« 31
»Es gibt ein Komplott gegen
die Alternativmedizin«..... 32

Wer heilt, hat recht – oder vielleicht doch nicht? 34
Der Weg zur Heilung 34
Wirksame Therapie generiert
stets spezifische Effekte und
Kontexteffekte 37

Und was ist mit dem Placeboeffekt?............. 39
Teil des Behandlungserfolgs 39
Wenn eine kausale
Therapie fehlt 42

Was ist Evidenz? 43
Vom Einzelfall zur echten
Evidenz 44
Systematische Übersichtsarbeiten bieten belastbare
Evidenz 49

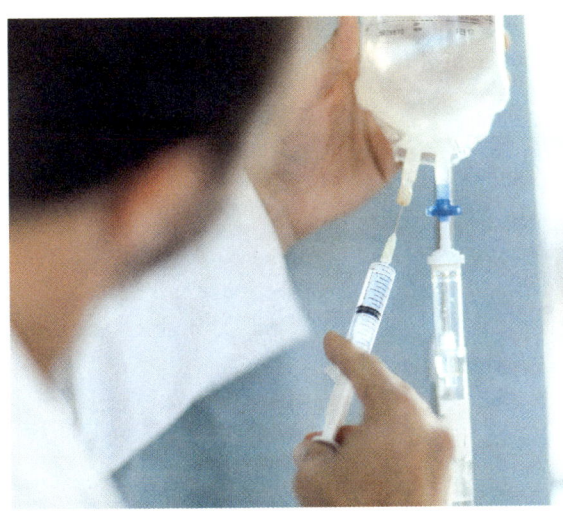

Die 20 bedenk-lichsten Methoden ... 52

Über die Auswahl der
Themen.................. 53

01 Abmagerungsmittel 56
Schlank per Pille?......... 56

02 Alternative Diäten....... 60
Spezielle Ernährungs-
formen 60
Basenkost.............. 60
Makrobiotik 63
Paleo-Diät 64

03 Alternative
Krebstherapien 65
Mistel 66
Powerlight CA 67
Ukrain 67
Alternative Krebsdiäten 68

04 Angewandte Kinesiologie 71
Vor allem als Diagnose-
verfahren beliebt 71

05 Anthroposophische
Medizin 75
Auf Basis des Weltbilds
von Rudolf Steiner 75

06 Anti-Aging 79
Ein florierender Markt 79

07 Bach-Blüten-Therapie ... 82
Von der Homöopathie
inspiriert 82

08 Cease 85
Detox bei Autismus 85

09 Chelat-Therapie 88
EDTA zur Entschlackung
und Entgiftung 88

10 Colon-Hydro-Therapie ... 92
Einläufe als ausleitendes
Verfahren 92

11 Entschlackung/Detox. . . . 95
Ausleitung von Giftstoffen . . 95

12 Germanische Heilkunde . . 99
Das Konzept des Dr. Hamer 99

13 Holistische/Ganzheitliche
Zahnmedizin 102
Der ganze Patient im Blick . . 102

14 Homöopathie 106
Ähnliches mit Ähnlichem
heilen 106

15 Irisdiagnostik 111
»Landkarte« der Organe 111

16 Kolloidales Silber 114
Hilfe fürs Immunsystem? . . . 114

17 Ohrkerzen 118
Die Legende der
Hopi-Kerzen 118

18 Paranormales Heilen 121
Beispiele für bekannte
Verfahren 121

19 Wirbelsäulen-
manipulationen 126
»Wartung« durch den
Chiropraktiker 126

20 Zellularmedizin 130
Hochdosierte
Mikronährstoffe 130

Fazit zu den 20 bedenk-
lichsten Methoden 134

Die 20 besten Methoden 136

21 Alexander-Technik 137
Prävention durch neue
Bewegungsmuster 137

22 Autogenes Training 141
Selbsthynose zur
Stressbewältigung 141

23 Chondroitin 144
Nahrungsergänzung gegen
Arthrose 144

24 Feldenkrais-Methode. . . . 147
Schulung neuer
Bewegungsmuster 147

25 Fischöl 150
Inuit-Diät fürs Herz 151

26 Glucosamin 153
Nahrungsergänzung gegen
Arthrose 153

27 Hypnotherapie 156
Heilsame Tiefen-
entspannung 156

28 Johanniskraut 159
Hilfe bei Depressionen 159

29 Knoblauch 162
Pflanzenheilmittel mit
breitem Spektrum 162

30 Lachtherapie 165
Wohltuende Wirkung auf
die Psyche 165

31 Lymphdrainage 168
Entstauung von Ödemen . . . 168

32 Musiktherapie 172
 Heilsame Klänge für
 die Seele 172

33 Ölziehen 175
 Ayurvedisches Reinigungs-
 ritual 175

34 Pilates 178
 Gesundheitssport und
 Präventionsmaßnahme 178

35 Progressive
 Muskelentspannung 181
 Tiefenentspannung für
 Körper und Geist 181

36 Schröpfen 184
 Schmerztherapie mit langer
 Tradition 184

37 Tai-Chi 187
 Meditative Übungen für
 innere Balance 187

38 Triggerpunkt-Therapie . . . 190
 Manuelle Schmerztherapie . . 190

39 Visualisierung 193
 Die Kraft der Vorstellung . . . 193

40 Yoga 196
 Viel mehr als ein
 Körpertraining 196

Fazit zu den 20 besten
Methoden 199

Ein Wort zum Schluss 202

Anhang 204

Zum Nachschlagen 204
 Bücher, die weiterhelfen 204
 Sachregister 205
 Quellenverzeichnis 208
 Impressum 224

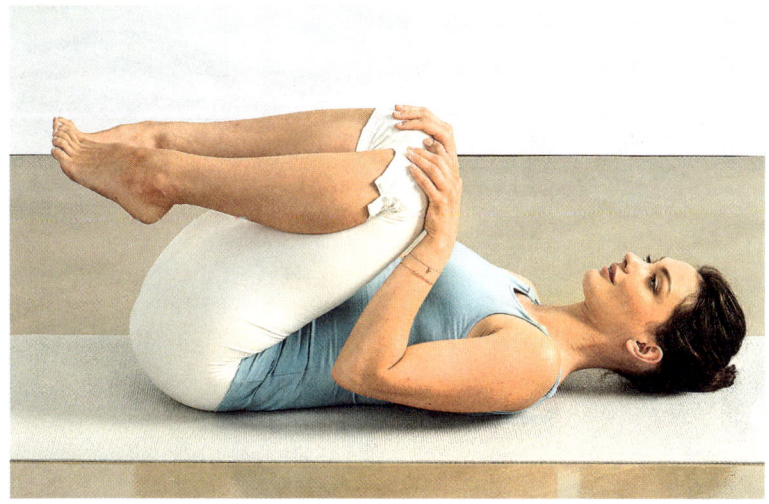

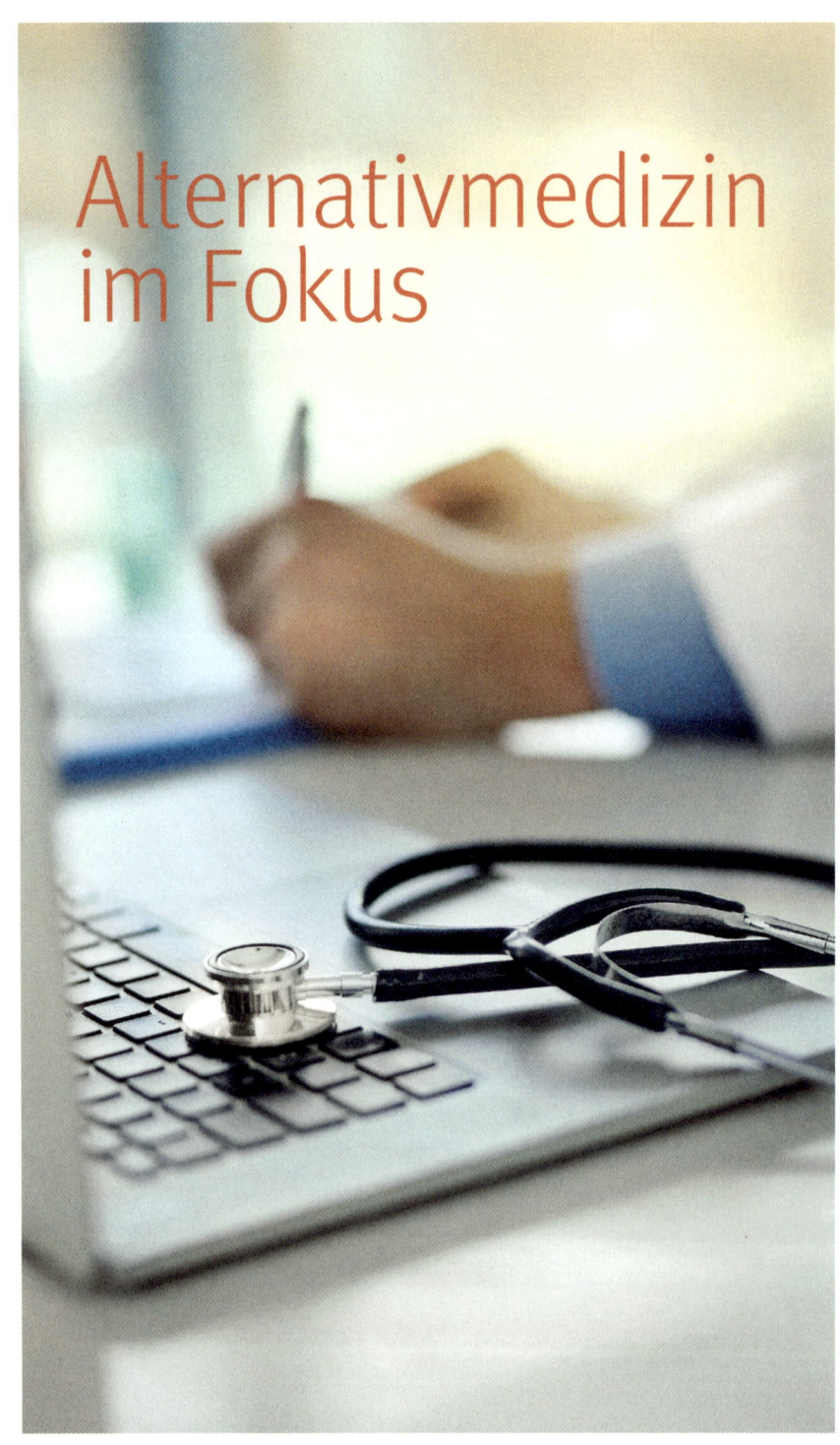

Alternativmedizin im Fokus

WIESO DIESES BUCH?

Eines meiner Vorbilder war der Astrophysiker und Schriftsteller Carl Sagan. Er hat mir und vielen anderen das kritische Denken nahegebracht; einmal hat er etwas geschrieben, das besonders gut zu diesem Buch passt (hier meine freie Übersetzung):

»… was wir brauchen, ist ein fein ausbalanciertes Gleichgewicht zwischen zwei gegensätzlichen Notwendigkeiten: einerseits Skepsis gegenüber allen Hypothesen, die uns aufgetischt werden, und andererseits Offenheit für neue Ideen. Sie stehen in einem offensichtlichen Spannungsfeld zueinander. Aber wenn Sie nur eines dieser beiden Prinzipien beherzigen, egal welches, dann haben Sie Probleme. Wenn Sie immer nur skeptisch sind, dann dringen keine neuen Ideen zu Ihnen durch. Sie lernen dann nie etwas Neues und werden zu einem schrulligen alten Neinsager, der davon überzeugt ist, dass die Welt von Unsinn beherrscht wird. (Es gibt natürlich viele Hinweise darauf, dass das tatsächlich so ist.) Aber ab und zu, vielleicht in einem von hundert Fällen, erweist sich eine neue Idee als richtig, gültig und wunderbar. Wenn Sie immer allem skeptisch gegenüberstehen, werden Sie diese neue Idee verpassen oder sie sogar verachten; jedenfalls werden Sie dem Fortschritt im Wege stehen. Wenn Sie aber leichtgläubig offen sind und keinen Funken Skepsis in sich tragen, dann können Sie das Nützliche nicht vom Wertlosen unterscheiden.«[1]

Sagan hat recht: Man sollte stets kritisch analysieren, damit man nicht jedem Blödsinn auf den Leim geht, aber dennoch offen bleiben, um nicht Gefahr zu laufen, Wichtiges zu verpassen. Das ist nicht immer leicht, vor allem nicht, wenn es um das oft heiß diskutierte Thema der »Alternativmedizin« geht.

Sachliche Aufklärung tut not

In diesem Bereich gibt es die einen, die alles hochjubeln, was alternativ erscheint, und die anderen, die alles verdammen, nur weil es ihrer Meinung nach aus der falschen Ecke kommt. Aus meiner Sicht haben beide Lager trotz aller Gegensätze einiges gemeinsam:

- Sie argumentieren oft emotional.
- Sie ignorieren meist die Argumente der Gegenseite.
- Sie sind nicht wirklich an der Evidenz interessiert.
- Sie haben die Botschaft von Carl Sagan nicht verstanden.
- Sie haben letztlich unrecht.

BABYLONISCHE BEGRIFFSVIELFALT

> Alternativmedizin
> Außenseitermedizin
> Integrative Medizin
> Ganzheitliche Medizin
> Komplementärmedizin
> Naturheilkunde

Die Begriffe sind zwar nicht unbedingt gleichbedeutend, sie decken jedoch sehr ähnliche Bereiche ab und werden oft synonym gebraucht. In diesem Buch verwende ich den Begriff »Alternativmedizin«, weil er der gebräuchlichste ist (dies, obschon ich andernorts argumentiert habe, dass es Alternativmedizin eigentlich gar nicht gibt:[2] Falls ein Verfahren erwiesenermaßen wirkt, gehört es zweifellos zur evidenzbasierten Medizin, und falls nicht, gehört es wohl eher in den Mülleimer).

Auf die lange und mühsame Debatte, was Alternativmedizin ist, möchte ich hier nicht im Detail eingehen. Wie immer man sie auch definieren mag, sie ist MEDIZIN! Und das heißt, dass die Spielregeln der Medizin auch in der Alternativmedizin gelten müssen. Und das wiederum bedeutet, dass nicht unsere Emotionen, Vorurteile et cetera den Wert oder Unwert alternativmedizinischer Verfahren bestimmen, sondern dass der beste Maßstab hierfür immer die Evidenz ihrer Wirksamkeit und Unbedenklichkeit ist, also die Gewissheit aufgrund von (wissenschaftlichen) Fakten (mehr dazu siehe Seite 43).

In der Medizin spricht die Evidenz für sich und braucht weder enthusiastische Befürworter noch ewige Neinsager. Aber leider sind wir heute noch weit davon entfernt, die Alternativmedizin sachlich zu betrachten und auf der Basis der harten Daten zu schätzen oder abzulehnen. Tag für Tag werden wir bombardiert mit Fehlinformationen, Fake News, plumper Werbung und falschen Heilsversprechen.

Fundierte Information tut Not

Wer sich die Mühe macht, »Alternativmedizin« zu googeln, wird feststellen, dass es über eine Million Internetseiten gibt, die alternativmedizinische Produkte oder Verfahren anpreisen. Verschiedene Forschergruppen haben diese Informationen wiederholt systematisch analysiert, und das Ergebnis war deprimierend einhellig. Ich schätze aufgrund dessen, dass die meisten dieser Internetseiten Unsinn verbreiten und letztlich die Gesundheit derjenigen gefährden, die den Inhalt für bare Münze nehmen.

Bei Büchern ist die Lage kaum anders. Derzeit können Sie zwischen Hunderten von Büchern zur Alternativmedizin wählen. Sehr viele wurden von Autoren verfasst, die dieses oder jenes Verfahren wie Sauerbier anpreisen, jedoch keine Ahnung von der Evidenz zu haben scheinen. Ich finde das schlicht und ergreifend verantwortungslos. Aber kritisieren kann jeder – besser machen dagegen kaum einer!

Daher war ich freudig überrascht, als mich der Gräfe und Unzer Verlag bat, das vorliegende Buch zu verfassen. In ihm will ich 40 alternativmedizinische Themen unter die Lupe nehmen, 20 der besten und 20 der bedenklichsten. Mein Buch wird die Alternativmedizin weder unfair verdammen noch blauäugig beschönigen; es ist ein Buch, in dem Sie zuverlässige Informationen zu 40 alternativmedizinischen Themen finden. Diese Informationen werden leicht verständlich, angemessen kritisch und evidenzbasiert sein.

Wieso also dieses Buch? Weil es emotionslos die Fakten darlegt, objektiv informiert, eine echte Marktlücke füllt und Ihnen so einen wertvollen Dienst erweist.

Und warum dieser Autor?

Die Bücher zur Alternativmedizin, die heute auf dem Markt sind, wurden von Autoren verfasst, die grob gesagt in drei Kategorien passen:

1. Viele Bücher stammen von Autoren, die gar nicht oder nur begrenzt medizinisch ausgebildet sind (zum Beispiel Journalisten oder Heilpraktiker) und die diese oder jene Therapie ohne einen Funken (Selbst-)Kritik begeistert anpreisen. Dass solche Werke die Leserinnen und Leser nicht objektiv informieren, liegt nahe. Und dass unzureichende oder falsche Information gelegentlich auch großen Schaden anrichten kann, ist meines Erachtens ebenso unbestreitbar.

2. Manche Werke stammen tatsächlich von Ärzten. Diese sollten eigentlich wissen, was Evidenz ist und was gute Wissenschaft ausmacht, aber anscheinend ist das leider oft nicht der Fall. Man muss dann nicht lange nachforschen, um festzustellen, dass diese Autoren ihr Geld damit verdienen, Patienten alternativmedizinisch zu behandeln. Dementsprechend sind diese Bücher

meist unkritisch und kaum mehr als eine verdeckte Werbung für die eigene Praxis. Man muss dann auch nicht lange recherchieren, um herauszufinden, dass diese Autoren niemals aktiv auf dem Gebiet der Alternativmedizin geforscht haben. Mehr noch, sie stehen meist mit der wissenschaftlichen Evidenz auf Kriegsfuß. Dass solche Texte einseitig sind und die Leser in die Irre führen, steht für mich außer Frage.

3. Und schließlich gibt es auch einige wenige Bücher von Autoren, die die Alternativmedizin wirklich kritisch angehen. Häufig handelt es sich bei den Autoren dann um Nicht-Mediziner, und wenn sie doch einmal Ärzte sind, dann haben sie den breiten Bereich der Alternativmedizin doch nie systematisch beforscht. Dass solche Bücher nicht wirklich kompetent die Evidenz beurteilen und einordnen, liegt auf der Hand.

Nach dieser herben Kritik fragen Sie sich natürlich: In welche Kategorie fällt der Professor Ernst? Meine Antwort lautet: in keine davon!

Praktischer und wissenschaftlicher Background

Ich bin in Deutschland aufgewachsen, und als Kind wurde ich viele Jahre von unserem homöopathischen Hausarzt behandelt. Als ich anfing, Medizin zu studieren, gab es für mich daher kaum einen Unterschied zwischen konventioneller und alternativer Medizin.

Wie es der Zufall wollte, hatte ich meine erste Anstellung als frischgebackener Arzt in dem damals einzigen Krankenhaus Deutschlands, das von einem Homöopathen geführt wurde, dem Krankenhaus für Naturheilweisen in München-Harlaching. Dort habe ich nicht nur die Homöopathie, sondern auch viele weitere alternative Verfahren kennengelernt, die ich dann später als Kliniker zumindest gelegentlich angewendet habe (siehe Kasten Seite 12).

ERFAHRUNGEN MIT ALTERNATIVMEDIZIN

Folgende Interventionen wurden im damals einzigen Krankenhaus für
Naturheilweisen Deutschlands zu meiner Zeit (1977) eingesetzt:

> Homöopathie**
> Akupunktur
> Neuraltherapie*
> Blutegeltherapie
> Schröpfen
> Pendeln

> Heilfasten*
> Phytotherapie*
> Absetzen unnötiger
  Medikamente**
> Ernährungsumstellung**

** bei fast allen Patienten; * bei den meisten Patienten

Anschließend habe ich dann eine völlig konventionelle klinische
Ausbildung durchlaufen. Nach einigen Jahren bin ich nach London
gezogen, wo ich zum Wissenschaftler ausgebildet wurde. Nach vielen Jahren in der Grundlagenforschung kehrte ich wieder in die klinische Medizin zurück, wurde habilitiert und erhielt die Anerkennung
zum »Facharzt für Physikalische Medizin und Rehabilitation«. In
dieser Funktion wurde ich als Professor erst nach Hannover (1988)
und dann nach Wien (1990) berufen.

Lehrstuhl für Komplementärmedizin

Im Jahr 1993 folgte ich einem Ruf nach Exeter in England, wo ich den
weltweit ersten Lehrstuhl in Komplementärmedizin aufbauen durfte.
In dieser Funktion habe ich zusammen mit etwa 20 Mitarbeitern fast
alle Bereiche der Alternativmedizin systematisch beforscht. Mein Team
wurde mehrmals als die weltweit produktivste Forschergruppe in diesem Bereich ausgezeichnet.

Medline, die größte elektronische Datenbank für wissenschaftliche Publikationen, listet heute weit über 1000 Artikel zur Alternativmedizin aus meiner Feder, deutlich mehr als für jeden anderen Forscher auf diesem Gebiet (für Leute, die sich damit auskennen: Mein »H-Index« beläuft sich derzeit auf 151). Zusätzlich finden Sie auf meinem Blog *edzardernst.com* fast 2000 Artikel, in denen ich zum Beispiel neu erschienene klinische Studien aus diesem Bereich kritisch kommentiere. Des Weiteren habe ich auch mehrere Bücher zum Thema Alternativmedizin verfasst, von denen einige ins Deutsche übersetzt wurden (siehe Seite 204). Das vorliegende Werk ist jedoch das erste alternativmedizinische Buch, dass ich im Original in deutscher Sprache verfasst habe.

Mein Team in Exeter hatte international den Ruf, die Alternativmedizin gründlich und kritisch zu analysieren. Unsere Forschung wurde mit zahlreichen wissenschaftlichen Auszeichnungen bedacht, und viele der rund 80 Mitarbeiter, die mit mir im Laufe der 20 Jahre in Exeter geforscht haben, bekleiden heute führende Positionen in Großbritannien und den USA, in Kanada, Deutschland, Korea, China und Japan. 2012 ging ich dann in den Ruhestand und bin heute Professor emeritus der Universität Exeter.

Qualifikationen im Überblick

Diese kurze Skizze meines beruflichen Werdegangs zeigt Ihnen, wie ich hoffe, Folgendes:

- Ich habe Alternativmedizin lange Zeit als Patient am eigenen Leib erfahren.
- Ich habe als junger Arzt Alternativmedizin am Krankenbett kennengelernt und als Kliniker eingesetzt.
- Ich habe praktische Erfahrung in vielen unterschiedlichen Bereichen der Medizin.

- Ich habe die Alternativmedizin jahrzehntelang systematisch beforscht und mehr dazu publiziert als irgendein anderer.
- Ich habe nie dubiose Methoden beworben oder unkritisch empfohlen.
- Ich bin ein unabhängiger Akademiker, der mit keinen Interessenskonflikten belastet ist.

Ich bitte Sie, meine Qualitäten mit denen anderer Autoren alternativmedizinischer Werke zu vergleichen, und hoffe, mein Werdegang überzeugt Sie davon, dass ich der Aufgabe, die ich mir mit diesem Buch gestellt habe, gewachsen bin.

WARUM IST ALTERNATIVMEDIZIN SO BELIEBT?

Wann immer ich einen Vortrag in Deutschland halte (leider viel zu selten), kommt die Frage aus dem Publikum: »Warum ist Alternativmedizin so beliebt?« Sie ist durchaus berechtigt, denn in den deutschsprachigen Ländern wenden etwa 70 Prozent aller Bürger mindestens ein alternativmedizinisches Verfahren pro Jahr an. Im Zeitraum von 1993 bis 2000 stieg in Deutschland die Anzahl der Heilpraktiker um 90 Prozent. Die Zahl der Ärzte, die Alternativmedizin anbieten, erhöhte sich im gleichen Zeitraum um 125 Prozent.[3] Wenn man dann bedenkt, wie viele bedeutende Fortschritte die konventionelle Medizin in den vergangenen Jahrzehnten gemacht hat, ist dieser Beliebtheitsgrad der Alternativmedizin tatsächlich verblüffend.

Warum also? Die wohl logischste Antwort wäre natürlich: Weil die Alternativmedizin effektiv und nebenwirkungsfrei ist! Aber wie wir im zweiten Kapitel dieses Buches sehen werden, trifft diese Aussage bei Weitem nicht auf alle Verfahren zu. Die eigentliche Frage sollte demnach eher lauten: »Warum sind selbst höchst bedenkliche alternativmedizinische Verfahren beliebt?«

Die Antwort darauf ist komplex. Um genau zu sein: Es gibt nicht eine, sondern viele Erklärungen. Lassen Sie mich einige wichtige Gründe kurz ansprechen.

Die therapeutische Beziehung

Es ist unbestreitbar, dass viele Patienten in der heutigen Medizin nicht das finden, was sie suchen. Sie konsultieren ihren Arzt, bringen ihr Anliegen vor, und nach durchschnittlich 7,6 Minuten stehen sie mit einem Rezept in der Hand wieder vor der Tür. Die Konsultation war nicht lang genug, um zur Sprache zu bringen, was sie wirklich bedrückt. Von Empathie oder Mitgefühl keine Spur. Der Arzt schien mehr mit seinem Computer beschäftigt zu sein als mit ihnen. Sie fühlen sich von dieser »Fließbandmedizin« nicht verstanden und schlecht betreut.

Enttäuscht gehen sie zum Heilpraktiker, zum Homöopathen oder zu einem anderen alternativmedizinischen Behandler. Was für ein Unterschied! Hier hat man Zeit für sie, hört ihnen geduldig zu, gibt leicht verständliche Erklärungen, zeigt Mitgefühl. Mit anderen Worten: Hier ist es möglich, eine echte therapeutische Beziehung aufzubauen. Und die Evidenz hierzu ist recht eindeutig: Patienten suchen Verständnis, und Empathie ist effektiv.[4]

Ich kenne keinen Arzt, der dem widersprechen würde und nicht lieber mehr Zeit hätte, um eine effektive therapeutische Beziehung mit seinen Patienten aufzubauen, statt sie im 7,6-Minuten-Takt abzuspeisen. Der Fehler liegt weniger bei den Ärzten als vielmehr im System. Aber ein Fehler ist es natürlich dennoch, und man kann es keinem Patienten verdenken, wenn er sich das, was er sucht, anderswo holt.

Missstände und Gefahren der
konventionellen Medizin

Fast jede Woche kann man irgendwo lesen, wie gefährlich die konventionelle Medizin sei. Nebenwirkungen von Medikamenten machen anscheinend Gesunde zu Leidenden. Das kann so weit gehen, dass Medikamente vom Markt genommen werden müssen. Dann erfahren wir oft erst nachträglich, dass die Risiken längst dokumentiert waren, dass die Pharmaindustrie jedoch alles darangesetzt hat, sie unter den Teppich zu kehren.

Betrug und Korruption, wo man hinschaut. Studien zeigen, dass ernste Nebenwirkungen von Medikamenten inzwischen zur dritthäufigsten Todesursache geworden sind. Hinzu kommen die Kunstfehler der

Chirurgen und die Geldschneiderei der Internisten. Und eine Krähe hackt bekanntlich der anderen kein Auge aus; so bleiben dann selbst die gröbsten Vergehen ungeahndet und die bedauerlichsten Missstände unverändert.

Wer so etwas liest oder gar am eigenen Leib erfährt, der sucht natürlich nach Alternativen – auch wenn die Berichte häufig nicht wahr oder maßlos übertrieben sind. Was liegt da näher, als zu einem alternativen Behandler abzuwandern? Hier geht alles ehrlich zu; hier gibt es keine Nebenwirkungen; hier sind Todesfälle unbekannt, und Interessenskonflikte gibt es hier auch nicht – das zumindest wird dem Patienten eingeredet, ob es nun stimmt oder nicht.

Fehlinformation und Leichtgläubigkeit

Wie bereits betont: Der logischste Grund dafür, Alternativmedizin einzusetzen, wäre ihre Wirksamkeit. Niemand würde ein Verfahren anwenden, wenn er von vornherein wüsste, dass es unwirksam oder gar gefährlich ist. Daraus folgt, dass Anwender der Alternativmedizin natürlich an die Wirksamkeit der von ihnen gewählten Verfahren glauben. Da es jedoch mit der Wirksamkeit vieler Methoden schlecht bestellt ist – mehr dazu im zweiten Kapitel dieses Buchs –, ist es ganz offensichtlich, dass hier ein immenses Ausmaß an Fehlinformation vorliegen muss.

Die bereits erwähnten Millionen Internetseiten, Tausende von Büchern, ungezählte Zeitungsartikel, die Empfehlungen von Freunden oder der Familie und vieles mehr tun alle das Ihre, um uns weiszumachen, dass selbst die unplausibelste Behandlungsweise einen Versuch wert sei. Und der Patient, der das gern glauben möchte und es einmal ausprobiert, ist nicht selten positiv beeindruckt. Seine Rückenschmerzen bessern sich, oder seine Sinusitis macht weniger Probleme, oder sein Schlaf ist merklich besser – und so weiter.

Das ist meist alles, was der Patient braucht, um ein Opfer der Fehlinformation zu werden. Initial kam die Fehlinformation in Form unbelegter Heilsversprechen von außen, später wurde sie dann verinnerlicht. Denn der Betroffene ist oft nicht in der Lage, seine symptomatische Besserung kritisch einzuordnen. Er weiß zu wenig über Placeboeffekte oder den natürlichen Verlauf seines Leidens, und er hält demzufolge jede Linderung seiner Beschwerden für das direkte Resultat der angewandten Behandlung. Nichts ist beeindruckender als eine persönliche Erfahrung – und nichts kann uns gründlicher in die Irre führen (siehe ab Seite 43).

Verzweiflung

Wir alle waren schon einmal krank, viele von uns sogar ernstlich. So wissen wir auch, wie rasch man als leidender Mensch den Mut verlieren kann. Es ist daher mehr als nur verständlich, dass kranke Menschen in ihrer Verzweiflung alles ausprobieren, was Heilung verspricht oder den Leidensdruck verringert.

Dabei kann es durchaus sein, dass die herkömmliche Medizin die Erkrankung adäquat behandelt, aber fast automatisch überlegt der Leidende, ob es nicht doch noch zusätzliche Möglichkeiten gibt, den Krankheitsverlauf abzukürzen, die Nebenwirkungen von Medikamenten zu verringern, die Lebensqualität zu verbessern oder eine endgültige Heilung herbeizuführen. Und wenn er sich dann umschaut, stößt er unweigerlich auf die Heilsversprechen der Alternativmedizin.

Dass diese in oft verantwortungsloser Weise übertrieben oder gar eindeutig falsch sind, will man als Leidender nicht unbedingt wahrhaben. Kranke klammern sich wie Ertrinkende an jeden Strohhalm, der ihnen Rettung verspricht. Und viele alternative Behandler sind äußerst versiert darin, unhaltbare Heilsversprechen zu geben, und verkaufen fasche Hoffnung ungeniert zu exorbitanten Preisen.

Noch mehr Gründe

Wie gesagt, gibt es nicht nur *eine* Erklärung für die Beliebtheit der Alternativmedizin, sondern es existieren Dutzende von Gründen. Dazu gehören natürlich auch

- der historische Kontext (während in anderen Ländern die Alternativmedizin aus der offiziellen Gesundheitsversorgung verbannt wurde, ist das in Deutschland nie passiert),
- die Tatsache, dass die meisten von uns genug Geld in der Tasche haben, um sich ein wenig Alternativmedizin zu leisten,
- der Umstand, dass viele VIPs uns das so vormachen (denken Sie an Gwyneth Paltrow oder Prinz Charles),

und vieles, vieles mehr. Für jeden von uns mögen die Gründe etwas anders gewichtet sein. Wahrend für mich zum Beispiel die Evidenz das Wichtigste wäre, ist für Sie vielleicht die therapeutische Beziehung zum Behandler bedeutender. Tatsache ist jedoch, dass die Alternativmedizin beliebt ist. Und das wiederum bedeutet, dass verlässliche Information notwendig, oft sogar lebensnotwendig ist.

WAS SIND DIE TYPISCHEN MERKMALE DER ALTERNATIVMEDIZIN?

Es ist Ihnen vielleicht aufgefallen, dass ich mich bislang um eine klare Definition des Begriffs »Alternativmedizin« gedrückt habe. Das liegt nicht zuletzt daran, dass ich keine der vielen Definitionen, die es heute gibt, für wirklich klar und ausreichend halte. Sie haben ganz einfach zu viele Schwachstellen, um von praktischem Nutzen zu sein. Wahrscheinlich ist es am besten, sich von solchen Definitionen so weit wie möglich zu lösen und »das Kind beim Namen zu nennen«, das heißt, jedes Verfahren für sich zu bewerten. Genau das ist es, was ich in diesem Buch machen werde.

Aber obwohl eine griffige Definition fehlt, gibt es doch diverse Merkmale, die vielen Verfahren gemeinsam sind. Sie können Einiges zum Verständnis der Alternativmedizin beitragen, und es ist daher relevant, sie hier kurz zu erwähnen.

Oft von Einzelnen entwickelt

Viele alternativmedizinische Verfahren gehen direkt auf eine Person zurück. Prominente Beispiele, die wir im zweiten Teil ausführlicher diskutieren werden, sind:

- Frederik M. Alexander (1869–1955), der australische Schauspieler, der die Alexander-Technik entwickelte.
- Edward Bach (1886–1936), der britische Arzt und Homöopath, der sich die Bach-Blüten-Therapie ausdachte.
- Moshe Feldenkrais (1904–1984), der israelische Elektroingenieur, der die Feldenkrais-Methode entwickelte.
- Emil Fodder (1896–1986), der dänische Physiotherapeut, der die Lymphdrainage erfand.
- George J. Goodheart (1918–2008), der amerikanische Chiropraktiker, der die angewandte Kinesiologie entwickelt hat.
- Samuel Hahnemann (1755–1843), der deutsche Arzt, der vor rund 200 Jahren die Homöopathie erdachte.
- Ryke Geerd Hamer (1935–2017), der deutsche Arzt, der für die Germanische Heilkunde verantwortlich ist.
- David Daniel Palmer (1845–1913), der amerikanische Begründer der Chiropraktik, der Wirbelsäulenmanipulationen propagierte.
- Ignatz von Peszely (1826–1911), der ungarische Arzt und Homöopath, der die Irisdiagnostik erfand.

- Joseph Pilates (1883–1967), der deutsch-amerikanische Körpertrainer, der Pilates entwickelte.
- Tinus Smits (1946–2010), der niederländische Arzt und Homöopath, der CEASE erfand.
- Johannes Heinrich Schulz (1884–1970), der deutsche Psychiater, der das Autogene Training entwickelte.
- Rudolf Steiner (1861–1925), Doktor der Philosophie, der Vater der Anthroposophischen Medizin.

Bei dieser Liste fällt auf, dass es sich ausnahmslos um Männer handelt, dass diverse Verfahren auf Nicht-Ärzte zurückgehen, und dass die meisten Methoden relativ jung sind.

Als Allheilmittel gepriesen

Charakteristisch für alternativmedizinische Therapien ist ferner, dass sie häufig als Allheilmittel angepriesen werden. Homöopathika, anthroposophische Mittel, Bach-Blüten, Germanische Heilkunde, Chiropraktik, Osteopathie und viele andere Behandlungsformen beschränken sich nicht auf eine Erkrankung oder Krankheitsgruppe. Sie erheben vielmehr den Anspruch, für alle oder die allermeisten Leiden des Menschen zuständig zu sein. Und dieser Anspruch bezieht sich meist nicht nur auf eine Linderung der Symptome, sondern auf eine Bekämpfung des Leidens an seiner Wurzel – das heißt, diese Therapien versprechen echte Heilung.

Dieser Anspruch auf Bekämpfung des Leidens an seiner Wurzel ist aus zwei Gründen bemerkenswert. Erstens impliziert er, dass man in der konventionellen Medizin nicht darauf aus ist, die Ursache eines Leidens anzugehen (bei näherem Hinsehen entpuppt sich diese Anschuldigung jedoch als unbegründet). Zweitens zeigt dieser Anspruch, dass in der Alternativmedizin oft ein Verständnis der Krankheitsursachen vorherrscht, das nicht mit dem der modernen Medizin und Wissenschaft im Einklang steht. Beispielsweise ist für einen klassischen Homöopathen die letztliche Ursache einer Krankheit nicht ein Erreger oder eine Organinsuffizienz, sondern eine gestörte Lebenskraft. Da nun der Homöopath annimmt, dass seine Therapie diese Störung beseitigt, ist es verständlich, dass er meint, alle Erkrankungen mit Homöopathie effektiv behandeln zu können.

Wenn wir die Evidenz, also die Stichhaltigkeit der vielfältigen Heilsversprechen der Alternativmedizin recherchieren, dann stoßen wir sehr bald auf die tiefe Kluft zwischen den Behauptungen einerseits und den wissenschaftlichen Belegen andererseits. In einigen Bereichen gibt es durchaus Evidenz in Form von Studien, doch sind diese bei genauerer Analyse meist derart dürftig, dass ihre Beweiskraft allzu häufig gegen null geht (mehr dazu im zweiten Kapitel). Den Mangel an Evidenz kompensiert die Alternativmedizin oft mit exzessiver Werbung durch VIPs und selbsternannte Experten. Statt evidenzbasiert scheint sie dann eher prominenz- oder eminenzbasiert zu sein.

Kritik an Impfungen & Medikamenten

Ein weiteres Merkmal vieler Befürworter der Alternativmedizin ist ihre kritische Einstellung zum Impfen. In der konventionellen Medizin werden Impfungen allgemein als eine der segensreichsten Maßnahmen in der Geschichte der Medizin angesehen. Das bedeutet jedoch nicht, dass man Risiken vernachlässigt. Im Gegenteil, man überwacht sie sorgfältig und arbeitet daran, Impfstoffe zu perfektionieren.

Das bedeutet auch nicht, dass man alle Impfungen über einen Kamm schert; man weiß zu differenzieren, und niemand würde etwa behaupten, dass eine Masernimpfung das Gleiche ist wie eine Tollwutimmunisierung. Aber allgemein sind sich die Experten darüber im Klaren, dass der Nutzen von Impfungen ihre Risiken himmelhoch überwiegt.

Anhänger der Alternativmedizin sehen das aber häufig ganz anders. Sie betonen die Risiken des Impfens und meinen, der tausendfach belegte Nutzen sei letztlich kaum der Rede wert. Dementsprechend raten viele alternativmedizinische Behandler ihren Patienten vom Impfen ab und empfehlen ihre eigenen Therapien als Alternativen. Genau betrachtet, bezieht sich diese Skepsis nicht nur auf das Impfen, sondern erstreckt sich häufig auch auf weitere, zum Beispiel medikamentöse Maßnahmen der konventionellen Medizin. Die Argumente, die dabei ins Feld geführt werden, sind ähnlich:

- »Big Pharma« wolle nur Geld verdienen.
- Die Nebenwirkungen seien erheblich und würden zu wenig beachtet.
- Der Nutzen werde hochgespielt, sei aber in Wirklichkeit gering.
- Alternativmedizinische Optionen würden vernachlässigt.

Eine emotionale Diskussion

Die Diskussionen zwischen Anhängern und Kritikern der Alternativmedizin werden oft mit mehr Emotionen als Sachkenntnissen geführt und enden häufig in einer Sackgasse. Hier eine kurze, fiktive (aber nach meiner Erfahrung durchaus realistische) Kostprobe:

Kritiker (K): Alternativmedizin ist Blödsinn, das wissen Sie schon, oder?
Anhänger (A): Nein, das wusste ich nicht. Im Gegenteil, ich finde sie oft sehr hilfreich.
K: Das muss daran liegen, dass Sie gesund sind. Alternativmedizin ist nur zur Behandlung von Krankheiten geeignet, die nicht existieren.
A: Das sehe ich anders.
K: Und das liegt daran, dass Sie offenbar nicht durchblicken.
A: Und was soll das bitte heißen?

23

K: Das bedeutet, dass man nur ein Fan der Alternativmedizin sein kann, wenn man von Tuten und Blasen keine Ahnung hat.

A: Können Sie außer Beleidigungen noch was anderes äußern?

K: Und Spaß verstehen Sie wohl auch keinen.

A: Doch, schon. Zum Beispiel könnte ich mich krümmen vor Lachen, wenn ich denke, wie Sie sich von »Big Pharma« verarschen lassen.

K: Na, wie das denn?

A: Sie nehmen doch sicherlich jede Menge Medikamente und haben alle Ihre Kinder immer brav impfen lassen.

K: Ja, Impfen ist wichtig.

A: Klar ist es wichtig, wenn man die arme Pharmaindustrie vor dem Hungertod retten will.

K: Das ist doch Quatsch. Impfen hat Millionen das Leben gerettet.

A: Das sagen Sie so, aber von einem gewissen Doktor Wakefield haben Sie wohl noch nie was gehört, oder?

K: Das hätte ich mir eigentlich denken können, dass ein Schwachkopf, der auf Alternativmedizin schwört, auch ein Impfgegner ist.

A: Also wenn Sie mich noch einmal beleidigen, dann muss ich leider das Gespräch abbrechen.

K: Das wäre auch gut so, denn mit Idioten unterhalte ich mich nicht gerne.

A: Auf Wiedersehen.

K: Hoffentlich nicht so bald.

Meinungen und Glaubensbekenntnisse

In den fast 30 Jahren, in denen ich nunmehr die Alternativmedizin beforsche, hat mich persönlich ein Merkmal ganz besonders beeindruckt. Ich meine die Tatsache, dass fast jeder dazu eine Meinung hat oder sich gar als Experte fühlt. Vor meiner Arbeit in der Alternativmedizin habe ich lange Jahre über die Fließeigenschaften des Blutes geforscht; wenn mich damals jemand zu meiner Arbeit befragte und ich ihm erklärte, dass ich mich mit Hämorheologie befasse, kam meist nur ein Achselzucken. Wenn ich heute jemandem sage, dass ich Alternativmedizin beforsche, kommt regelmäßig ein langer Monolog, in dem man mich belehrt, was da wirklich Sache ist.

Zum Beispiel erinnere ich mich an ungezählte Gespräche, in denen ich gefragt wurde, was ich denn von dieser oder jener Form der Alternativmedizin halten würde. Auf solche Fragen antworte ich meist, dass meine Meinung hierzu bedeutungslos sei, aber die Datenlage sei wichtig. Wenn die sodann von mir berichtete Evidenz nicht mit den Vorstellungen des Fragenden übereinstimmt, kommt eine lange Belehrung darüber, warum die Evidenz hier nicht zutrifft. Nicht selten folgt dann ein Exkurs über Forschungsmethodik und eine Erläuterung, was wir Wissenschaftler da alles falsch machen.

Das hat durchaus seine humoristische Seite, aber es zeigt mir auch, wie viele Menschen ein reges Interesse an der Alternativmedizin haben, und wie viele meinen, darüber bestens Bescheid zu wissen. Häufig münden solche Gespräche in eine Art Glaubensbekenntnis: »Aber ich glaube einfach ganz fest an die Homöopathie« (oder eine andere Form der Alternativmedizin). Ich habe mein Lebtag noch niemanden kennengelernt, der Vergleichbares über eine konventionelle Therapie gesagt hätte. »Ich glaube ganz fest an Lipidsenker« oder »Ich glaube an Appendektomie« – solche Bekenntnisse habe ich noch nie gehört. Einerseits finde ich derartige Glaubensbekenntnisse zur Alternativmedizin in gewisser Weise rührend. Andererseits sind sie aber auch ein wenig besorgniserregend. Sie deuten an, dass wir uns hier auf einem Feld bewegen, wo Rationalität ihre Bedeutung verloren hat und wo Emotionen dominieren. Wenn das tatsächlich so ist, dann stellt sich für mich die Frage, ob es sich bei der Alternativmedizin überhaupt um Medizin handelt oder ob hier nicht vielmehr Dinge im Spiel sind, die mit Medizin nichts mehr zu tun haben.

WIE WERDEN PATIENTEN IN DIE IRRE GEFÜHRT?

Die Alternativmedizin ist zu einem Milliardengeschäft angewachsen. Im Jahr 2016 haben rund ein Viertel aller deutschen Frauen jeweils rund 250 Euro für alternative Medikamente ausgegeben.[5] In Deutschland wurden 2006 etwa neun Milliarden Euro für alternativmedizinische Verfahren bezahlt. Fünf Milliarden Euro davon zahlten die Patienten aus eigener Tasche, den Rest erstatteten die Krankenkassen.[6] Es liegt auf der Hand, dass die Industrie bei solchen Beträgen alles dransetzt, uns vom Wert ihrer Produkte und Leistungen zu überzeugen. Wie jede andere Industrie auch tut sie das, indem sie Argumente verwendet, die uns einleuchten und attraktiv erscheinen, auch wenn sie nicht immer der Wahrheit entsprechen. In diesem Kapitel werde ich einige davon unter die Lupe nehmen.

Natürlich, ganzheitlich, altbewährt – mit solchen Attributen bewerben Therapeuten und Hersteller alternative Methoden und Produkte.

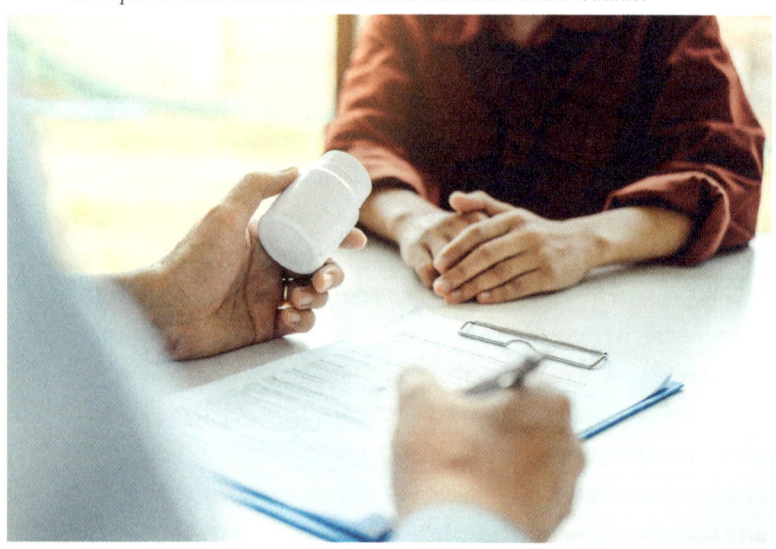

»Alternativmedizin ist natürlich«

Es gibt wenig, das sich nicht besser verkaufen lässt, wenn es gelingt, das Produkt als »natürlich« zu deklarieren. Schauen Sie sich einmal die Fernsehwerbung aus diesem Blickwinkel an; Sie werden rasch erkennen, dass vom Waschmittel bis zum Hundefutter alles als natürlich angepriesen wird. Natürlich ist attraktiv, natürlich ist gut, natürlich ist clever, und – ganz besonders wichtig – natürlich ist risikofrei. Dass das alles nicht so ganz stimmt, scheint kaum jemanden zu kümmern.

»Alternativmedizin ist natürlich und somit gefahrlos!« Dieses Dogma wird uns so regelmäßig eingetrichtert, dass es kaum noch jemand kritisch hinterfragt. Ihm liegen jedoch gleich vier Irrtümer zugrunde.

Die vier Irrtümer

Der erste Irrtum ist, dass alles Natürliche auch völlig gefahrlos sei – was ganz offensichtlich nicht stimmen kann.

- Auch ein Tsunami ist natürlich.
- Viren und Bakterien sind natürlich.
- Ein Fliegenpilz und viele hoch toxische Substanzen sind natürlich.
- Ein Blitzeinschlag ist natürlich.

Der zweite Irrtum besteht darin, dass jedes alternativmedizinische Verfahren tatsächlich auch natürlich sei.

- Eine Substanz endlos zu verdünnen und zu verschütteln, wie Homöopathen das tun, ist nicht natürlich.
- Wirbelsäulengelenke über ihr physiologisches Bewegungsausmaß hinauszuzwingen, wie das Chiropraktiker häufig machen, ist nicht natürlich.

- EDTA, eine Chemikalie, intravenös zu verabreichen, wie das bei der Chelat-Therapie passiert, ist nicht natürlich.
- Sich eine brennende Kerze ins Ohr stecken zu lassen ist nicht natürlich.
- Den Darm mit lauwarmem Wasser zu füllen, wie das bei der Colon-Hydro-Therapie passiert, ist nicht natürlich.

Der dritte und wichtigste Irrtum ist, dass die meisten alternativmedizinischen Verfahren nicht mit Risiken belastet seien – was sehr wohl der Fall sein kann. Da diese Verfahren bislang nur unzureichend erforscht wurden, sind unsere Kenntnisse in diesem Bereich leider immer noch recht unvollständig.

Das, was hierzu bekannt ist, wird im zweiten Teil dieses Buches für die dort besprochenen Therapien zusammengefasst.

Der vierte Irrtum besteht darin, die konventionelle Medizin sei folgerichtig unnatürlich und daher der Alternativmedizin letztlich unterlegen. Wie wir noch sehen werden, gibt es kaum eine Erkrankung, bei der eine alternative Therapie einer konventionellen Behandlung tatsächlich überlegen wäre.[7]

»Was derart beliebt ist, muss auch wirksam sein«

Wir haben bereits gesehen, dass sich die Alternativmedizin derzeit einer enormen Beliebtheit erfreut. Unter dem Motto »Tausende können nicht irren« wird diese Tatsache allzu oft missbraucht, um uns zu suggerieren, dass Alternativmedizin eine ganz prima Sache sein muss. Dies ist selbst bei oberflächlicher Betrachtung ein logischer Trugschluss, denn Beliebtheit und therapeutischer Nutzen sind natürlich zwei grundverschiedene Dinge.

Strafzettel, Steuern, Staubsaugen und vieles mehr sind sicher wenig beliebt, aber dennoch nützlich. Umgekehrt können beliebte Dinge wie Rauchen, Alkohol oder Faulenzen völlig unnütz sein. In der Medizin ist es kaum anders: Wurzelfüllungen, Koloskopien, gynäkologische Untersuchungen sind sicher unangenehm, aber zugleich unbestreitbar hilfreich. Alternativmedizinische Verfahren sind oft angenehm, aber das sagt leider rein gar nichts über ihre Wirksamkeit aus.

»Was eine lange Tradition hat, muss auch gut sein«

Ein ähnliches Argument bezieht sich auf die oft lange Tradition alternativer Therapien. Es ist richtig, dass die Kräuterheilkunde, die Homöopathie, das Schröpfen und viele weitere Behandlungsformen eine lange Tradition haben. Daraus schließen einige Enthusiasten, dass dies ein ausreichender Beweis für ihren Nutzen sei. »Meine Therapie XY hätte sich sicher nicht so viele Jahre gehalten, wenn sie nicht unzähligen Menschen geholfen hätte«, sagen sie. Aber auch dieses Argument ist ein logischer Trugschluss. Es gibt zahlreiche Behandlungsweisen, die Jahrhunderte überlebt haben und sich schließlich dennoch als unwirksam oder sogar gefährlich herausgestellt haben. Ein Paradebeispiel ist der Aderlass. Er wurde in vielen Kulturen als ein Allheilmittel gepriesen – und hat sicher viele Millionen Menschen in ein frühes Grab befördert. Erst als jemand auf die Idee kam, seine Wirksamkeit einmal ordentlich zu testen, wurde der Aderlass als unwirksam und gefährlich entlarvt. Besonders interessant finde ich bei dieser Geschichte Folgendes: Als der negative Befund bekannt wurde, nahm man zunächst einmal an, dass der wissenschaftliche Test fehlerhaft gewesen sei und nicht etwa der Aderlass. Das zeigt, wie sehr wir oft an unseren eingefleischten Vorstellungen hängen und wie schwer es sein kann, neue Evidenz zu akzeptieren.

BELIEBTE ALTERNATIVE: PHYTOTHERAPIE

Phytotherapie, also die Behandlung mit pflanzlichen Mitteln, ist so alt wie die Medizin selbst. Heute gibt es zwei sehr unterschiedliche Formen: die traditionelle Pflanzenheilkunde und die »rationale Phytotherapie«.

Alle Kulturkreise habe ihre eigenen Formen der Pflanzenheilkunde. Beispiele sind die Traditionelle Chinesische Medizin, die Kampo-Medizin Japans oder die Tibetische Medizin. Ihnen ist gemeinsam, dass Pflanzenmixturen individuell auf jeden Patienten zugeschnitten werden. Diese individualisierte Pflanzenheilkunde ist nicht evidenzbasiert.[8] Dennoch ist sie weltweit deutlich populärer als die »rationale Phytotherapie«.[9] Letztere verwendet pflanzliche Mittel, die in klinischen Studien geprüft und bei definierten Indikationen für wirksam befunden wurden; hier werden also Phytotherapeutika wie synthetische Medikamente verwendet.

Viele moderne Medikamente sind ursprünglich aus Pflanzenstoffen entwickelt worden. Das Paradebeispiel ist Aspirin: Man erkannte, dass ein bestimmter Stoff der Weidenrinde pharmakologisch wirksam ist. Also isolierte und synthetisierte man ihn. Solche Medikamente sind keine Phytotherapeutika, denn diese sind definiert als Gesamtextrakt einer Pflanze oder eines Pflanzenteils. Oft beruht die Wirksamkeit einer Heilpflanze auf einer Vielzahl von Inhaltsstoffen, sodass sich kein Stoff isolieren lässt, der ebenso wirksam wie der Gesamtextrakt ist.

Es gibt Tausende von Pflanzen, die potenziell pharmakologisch aktive Inhaltsstoffe aufweisen. Die allermeisten sind jedoch entweder nicht ausreichend untersucht oder sie haben sich nicht als therapeutisch wirksam erwiesen.

In diesem Buch behandle ich exemplarisch zwei Phytotherapeutika, nämlich Johanniskraut (Seite 159) und Knoblauch (Seite 162), die zu den am gründlichsten untersuchten Heilpflanzen gehören.

Die lange Tradition vieler alternativmedizinischer Verfahren kann man sogar aus einem ganz anderen Blickwinkel sehen: Vielleicht zeigt sie lediglich, dass zu dem Zeitpunkt, als sie entstanden, das Verständnis von Aufbau und Funktion des menschlichen Körpers höchst unvollständig war. Die lange Tradition wäre dann eher ein Hinweis darauf, dass man diese Therapien mit großer Skepsis betrachten sollte.

»Alternativmedizin ist ganzheitlich«

Der Anspruch auf Ganzheitlichkeit ist überall in der Alternativmedizin zu finden. Heilpraktiker und Homöopathen zum Beispiel legen ausdrücklich Wert darauf, den ganzen Menschen, also Körper, Geist und Seele zu erfassen und zu behandeln. Ich will ihnen das hier auch gar nicht absprechen – obschon es gute Argumente gäbe, dies zu tun: Was zum Beispiel ist ganzheitlich daran, von Verhärtungen an der Fußsohle (Fußreflexzonentherapie) oder Veränderungen der Regenbogenhaut (Irisdiagnostik) auf den Zustand innerer Organe zu schließen? Vielmehr möchte ich diskutieren, was der Anspruch im Grunde impliziert, nämlich dass die Ganzheitlichkeit der Alternativmedizin im Gegensatz zur konventionellen Heilkunde stehe, die diese Qualität eben nicht besitze.

Dies ist genau genommen ein klassisches Strohmann-Argument: Durch das Betonen einer bestimmten Qualität soll der Eindruck erweckt werden, dass die Gegenseite diese Qualität nicht besitzt.

- »Ich bin überaus tolerant (während du es nicht bist).«
- »Ich bin stets sehr diskret (im Gegensatz zu meinem Nachbarn, der ein alter Schreihals ist).«
- »Ich bin ach so klug (während du eher einfach gestrickt bist).«
- »Alternativmedizin ist ganzheitlich (während die konventionelle Medizin im Reduktionismus erstickt).«

- »Alternative Behandler kümmern sich um den ganzen Menschen (während die engstirnigen konventionellen Mediziner gerade einmal Diagnosen behandeln).«

Der Anspruch auf Ganzheitlichkeit ist in den Köpfen vieler alternativmedizinischer Therapeuten tief verwurzelt. Kein Wunder, denn in jedem Kurs, in jedem Buch, in jedem Artikel zu diesem Thema wird er wie ein Mantra endlos wiederholt. Und viele Patienten glauben das nur allzu gern.

Ich gebe zu, dass solche Klischees, wie alle logischen Trugschlüsse, einleuchtend erscheinen; sie haben jedoch einen erheblichen Fehler: Sie sind falsch!

Tatsache ist, dass jede gute Heilkunde immer ganzheitlich war, ist und sein wird. Patienten nicht als ganze Individuen, sondern nur unter dem diagnostischen Etikett zu betrachten, ist zwar in der konventionellen Medizin ein bedauerlich häufiges Phänomen. Aber wann immer das der Fall ist, handelt es sich ganz sicher nicht um *gute* Medizin. Und wann immer das der Fall ist, nützt es nichts, die Ganzheitlichkeit an alternative Behandler zu delegieren, sondern es gilt dann, die konventionelle Medizin zu reformieren. Holismus ist ein essenzielles Element *jeder* Medizin. Dass sich die Alternativmedizin den Holismus aufs Panier geschrieben hat, mag lobenswert sein, ihn jedoch als ein Monopol der Alternativmedizin hinzustellen, ist schlicht und einfach irreführend.

»Es gibt ein Komplott gegen die Alternativmedizin«

Im Jahr 2014 publizierten amerikanische Wissenschaftler ein interessantes Experiment.[10] Sie legten einer repräsentativen Auswahl Erwachsener sechs verschiedene Verschwörungstheorien zur Medizin vor mit der Bitte, diejenige zu benennen, die ihnen am glaubhaftesten erschien. Die Ergebnisse zeigten, dass folgende Aussage nach Meinung der Befragten am ehesten die Wahrheit widerspiegele: »Wegen des Einflusses der Pharmaindustrie verhindert die Zulassungsbehörde willentlich, dass das Volk von natürlichen Heilmitteln gegen Krebs und andere Erkrankungen profitiert.« Insgesamt waren 37 Prozent aller Befragten der Meinung, dass dieses Statement richtig sei.

Im deutschsprachigen Raum gibt es keine ähnliche Untersuchung, aber vieles spricht dafür, dass auch hier Verschwörungstheorien ein Motiv sein können, sich der Alternativmedizin hilfesuchend oder beruflich zuzuwenden.

Ein Beispiel für eine Verschwörungstheorie bietet der Text eines Vertreters der Germanischen Heilkunde (siehe Seite 99): »Es ist längst kein Geheimnis mehr, dass die erfolgreichsten Therapien aus kommerziellen Gründen schlicht verschwiegen werden, seitdem die mächtige Lobby sämtliche Krankheiten zum Politikum erklärt hat. Unsere Bücher der Reihe ›Medizinskandale‹ offerieren Ihnen ein exklusives, pharma-unabhängiges Insiderwissen aus der Alternativmedizin in Form äußerst erfolgreicher, leider verheimlichter, sabotierter und nicht selten denunzierter Studien und Therapien!«[11]

Die Inhalte solcher Verschwörungstheorien lassen sich etwa wie folgt beschreiben:

- »Big Pharma« wolle die Alternativmedizin unterdrücken.
- Die Behörden seien ihr dabei behilflich.
- Ärzte seien von der Pharmaindustrie bestochen.
- Medikamente würden uns nur krank machen.
- Impfungen seien gefährlich und würden lediglich der Pharmaindustrie helfen.
- Das wissenschaftliche Establishment sei nichts weiter als ein mieser Handlanger der Industrie.

Dass in der Pharmaindustrie vieles schiefläuft, steht außer Frage. Aber diese Tatsache bedeutet noch lange nicht, dass solche Verschwörungstheorien ihre Richtigkeit haben.

Wann immer ich Menschen, die solchen Theorien anhängen, gebeten habe, mir Belege für ihre Mutmaßungen zu liefern, bin ich leer ausgegangen. Der Grund ist einfach und offensichtlich: Verschwörungstheorien sind unbegründet.

WER HEILT, HAT RECHT – ODER VIELLEICHT DOCH NICHT?

In jeder Diskussion zur Sinnhaftigkeit alternativmedizinischer Verfahren kommt früher oder später unweigerlich das Argument: »Wer heilt, hat recht.« Es wird nicht selten zum Dogma erhoben und stellt meist den Versuch dar, eine kritische Analyse der Alternativmedizin zu unterbinden.[12]

»Wer heilt, hat recht« impliziert, dass die klinische Erfahrung in der Medizin wichtiger ist als jede wissenschaftliche Evaluation der Wirksamkeit einer Behandlungsform. Wenn ein Behandler mit einer Therapie hilft, dann ist das Beweis genug, dass diese Therapie effektiv ist, selbst wenn es sich bei der genannten Therapie um hanebüchenen Unsinn handelt.

Anders ausgedrückt: Wenn ein Therapeut eine Anzahl von zufriedenen Patienten vorweisen kann, dann entkräftet dieser Umstand jede Kritik an seiner Behandlungsweise.

Der Weg zur Heilung

Aber was genau bedingt, dass ein Patient eine »Heilung« – meist wohl eher eine symptomatische Besserung – verspürt? Schematisch lässt sich dieses Phänomen etwa wie folgt zusammenfassen:

1. Ein Patient sucht wegen eines gesundheitlichen Problems (zum Beispiel Schmerzen) einen Arzt auf.
2. Der Arzt hört sich die Krankengeschichte an, führt diverse Untersuchungen durch, stellt eine Diagnose und verordnet eine Therapie.
3. Die Behandlung läuft über den vorgeschriebenen Zeitraum, und dann stellen Arzt und Patient fest, dass die Beschwerden deutlich weniger oder gar verschwunden sind.

Es ist stets eine große Versuchung, anzunehmen, dass diese »Heilung« nicht nur in einem zeitlichen, sondern auch in einem kausalen Zusammenhang mit der angewandten Therapie steht. Eine Korrelation, also Wechselbeziehung, ist jedoch kein Beleg für einen Kausalzusammenhang. Wenn kurz vor Sonnenaufgang der Hahn kräht, dann bedeutet das nicht, dass sein Krähen die Sonne aufgehen lässt, auch wenn der Vorgang noch so regelmäßig zu beobachten ist. Wenn ein Patient nach einer Therapie Besserung verspürt, dann heißt das nicht zwangsläufig, dass die Therapie die Besserung verursacht hat.

Faktoren des Behandlungserfolgs

Das Resultat jeder Behandlung setzt sich aus zahlreichen Faktoren zusammen, und der eigentliche Therapieeffekt ist dabei nur ein Baustein von vielen. Schematisch lassen sich die einzelnen Faktoren leicht differenzieren. Es handelt sich um wohlbekannte Phänomene:

- der **natürliche Verlauf** der Erkrankungen (viele Krankheiten werden von allein besser, ganz ohne Behandlung),
- der **Placeboeffekt** (das Ritual einer Behandlung hat positive Effekte allein deshalb, weil wir solche erhoffen),
- die **Therapeut-Patient-Beziehung** (Empathie, Mitgefühl und Verständnis beeinflussen ein Leiden positiv),

HEILPRAKTIKER

Alternativmedizin ist vor allem die Domäne der Heilpraktiker. Dies ist ein in Deutschland offiziell anerkannter Heilberuf, ebenso in der Schweiz (wo er Naturheilpraktiker heißt), nicht aber in Österreich. Heute praktizieren in Deutschland rund 35 000 Heilpraktiker.[13] Es existiert hier keine obligatorische medizinische Ausbildung, eine amtsärztliche Prüfung reicht. Jeder, der mindestens 25 Jahre alt ist, über einen Hauptschulabschluss verfügt und frei von Krankheiten ist, kann sich dieser Prüfung unterziehen.

Heilpraktiker dürfen das gesamte Spektrum der Medizin praktizieren, abgesehen von Gynäkologie, Zahnheilkunde, Verschreibung von Medikamenten und der Behandlung infektiöser Krankheiten.[14] Eine 2017 durchgeführte Umfrage zeigte, welche Erkrankungen deutsche Heilpraktiker am häufigsten behandeln: allgemeine und nicht spezifizierte Beschwerden (68 Prozent), psychische Erkrankungen (64 Prozent), Probleme des Bewegungsapparates (53 Prozent).[15] Sie wenden eine breite Palette alternativer Therapien an wie Akupunktur, Blutegel, Homöopathie, Neuraltherapie, Phytotherapie, Reflexzonenmassage, Schüßler-Salze, Traditionelle Chinesische Medizin und diverse Detox-Behandlungen.

Das Nebeneinander von Heilpraktikern und Ärzten hat in Deutschland ein zweistufiges System der Gesundheitsversorgung mit Ärzten auf der einen Seite und Heilpraktikern auf der anderen Seite geschaffen. Das halten viele Experten für eine inakzeptable Doppelmoral und wollen dies zum Schutz der Bevölkerung ändern.[16] Berichte über Patienten, die durch Heilpraktiker schweren Schaden erleiden, werden mit tragischer Regelmäßigkeit veröffentlicht.[17] Das weitaus größere Risiko liegt jedoch darin, dass mangels einer adäquaten Ausbildung eine schwere Erkrankung nicht rechtzeitig erkannt oder mit unwirksamen Verfahren behandelt wird.[18]

- die **Regression zur Mitte** (Ausreißer tendieren dazu, sich bei erneuter Messung in Richtung Mittelwert zu bewegen; wenn man zum Beispiel beim Würfeln drei Sechsen wirft, sind die Chancen groß, dass der nächste Wurf weniger als 18 Punkte ergibt).

Natürlich kann auch ein **spezifischer Effekt** der verabreichten Therapie zum Erfolg beitragen, wenn ein solcher existiert. Aber selbst bei völliger Abwesenheit eines spezifischen Effekts ist aufgrund der Vielzahl weiterer Faktoren eine »Heilung« oder Symptomverbesserung nicht nur möglich, sondern sogar wahrscheinlich. Denken Sie nur an den ganz gewöhnlichen Schnupfen, gegen den bekanntlich kein Kraut gewachsen ist; unbehandelt dauert er etwa zehn Tage und behandelt rund eineinhalb Wochen.

Wirksame Therapie generiert stets spezifische Effekte und Kontexteffekte

Was bedeutet das alles in Bezug auf die Annahme »Wer heilt, hat recht«? Hat zum Beispiel ein Geistheiler mit seiner Geistheilung recht, nur weil er Dutzende von dankbaren Patienten vorweisen kann? Sicher nicht!

Zum einen existieren immer auch Patienten, die nicht »geheilt« wurden. Unser oft sehr selektives Gedächtnis – die sogenannte Erinnerungsverzerrung, englisch: *Recall Bias* – lässt diese *Non-Responder*, also alle, die nicht auf die Behandlung ansprechen, gern unter den Tisch fallen.

Zum anderen hat der Geistheiler nicht nur nicht recht, sondern sogar unrecht: Seine therapeutischen »Erfolge« beruhen nicht auf den Wirkungen seiner Therapie, sondern auf denen des *therapeutischen Kontextes,* das heißt auf den Faktoren, die in der folgenden Grafik (siehe Seite 38) schematisch skizziert sind.

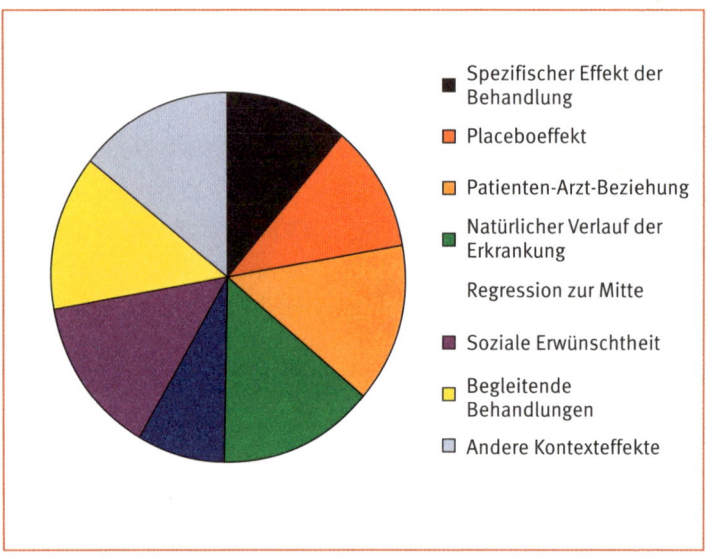

Verschiedene Faktoren nehmen Einfluss auf den Therapieerfolg – neben dem spezifischen Effekt spielen immer diverse Kontexteffekte mit.

Für den Patienten sei dies letztlich belanglos, wird häufig behauptet. Für ihn zähle nur die Tatsache, dass seine Beschwerden gebessert wurden, dass er »geheilt« wurde. Ich meine jedoch, dass selbst diese in der Alternativmedizin beliebte Annahme letztlich unrichtig ist. Denn eine wirksame, gut angewendete und effektive Therapie generiert stets spezifische Therapieeffekte *und* Kontexteffekte. Anders ausgedrückt: Ein Therapeut bringt seine Patienten um einen wichtigen Teil der möglichen Heilung, wenn er statt einer effektiven Behandlung eine Scheintherapie verabreicht und so nur Kontexteffekte, aber keine spezifischen Effekte wirksam werden.

»Wer heilt, hat recht« entpuppt sich somit als eine Plattitüde und ein Scheinargument. In Wirklichkeit hat nur derjenige recht, der die jeweils bestmögliche Therapie verabreicht – und das ist nun einmal eine Therapie, die durch solide Evidenz gestützt wird.

UND WAS IST MIT DEM PLACEBOEFFEKT?

In Diskussionen um die Alternativmedizin ist Placebo stets ein wichtiges Thema – ein Thema allerdings, das oft falsch verstanden wird. »Placebo« kann definiert werden als eine **Therapie, die per se keine Effekte hervorruft, aber ihre Wirkung vermittels des Kontexts erzielt,** in dem sie verabreicht wird.

In klinischen Studien werden Patienten in der Kontrollgruppe häufig Placebos verabreicht (siehe Seite 45). Vereinfacht ausgedrückt erlaubt dieser Trick, zu differenzieren, welcher Anteil des Ergebnisses auf den spezifischen Effekt der getesteten Behandlung und welcher Teil des Ergebnisses auf den Placeboeffekt zurückzuführen ist. In der Forschung versuchen wir also oft, den Placeboeffekt als Störgröße zu eliminieren. Das hat dazu geführt, dass manche Befürworter der Alternativmedizin glauben, dass der Placeboeffekt in der konventionellen Medizin nicht richtig gewürdigt würde. Diese Annahme beruht jedoch auf einem Missverständnis.

Teil des Behandlungserfolgs

Im klinischen Alltag ist der Placeboeffekt ein Teil praktisch jedes Behandlungserfolgs. Gute Kliniker sind weit davon entfernt, ihn nicht zu schätzen, im Gegenteil, sie versuchen, ihn zu maximieren (einer meiner klinischen Lehrer pflegte uns einzubläuen: »Wenn Sie außerstande sind, bei Ihren Patienten einen ordentlichen Placeboeffekt zu erzeugen, dann werden Sie besser ein Pathologe!«). Aber dazu brauchen sie keine Placebotherapie. Wenn ein Therapeut eine wirklich effektive Therapie – also eine, die über den Placeboeffekt hinaus wirkt – mit Empathie und Einfühlungsvermögen verabreicht, dann profitiert sein Patient selbstredend sowohl von einem Placeboeffekt

39

als auch von dem spezifischen Effekt der Therapie. Anders ausgedrückt: Nur ein Placebo zu geben, würde den Patienten um einen sehr wichtigen Teil seines Therapieerfolgs bringen.

Das wird vielleicht verständlicher, wenn wir den Placeboeffekt mit etwas anderem vergleichen, das wie selbstverständlich immer präsent ist oder sein sollte, zum Beispiel mit Freundlichkeit oder guten Manieren. Wenn ein Arzt freundlich ist, dann ist das für den Patienten zweifellos positiv. Falls er außer Freundlichkeit nichts zu bieten hat, wird er jedoch kaum das optimale therapeutische Ergebnis erzielen. Das erreicht er eher, wenn er mit der gebotenen Freundlichkeit gleichzeitig eine effektive Behandlung einleitet. Ähnlich verhält es sich mit dem Placeboeffekt. Er ist unbestritten wünschenswert, aber er sollte nie als alleinige Therapie eingesetzt werden, sondern als Stütze einer wirklich effektiven Behandlung.

Der psychologische Nutzen

Ein weiterer Vergleich macht das noch deutlicher. Eine oft zitierte Definition besagt, dass Placebo eine Behandlung ist, die dem Patienten psychologischen Nutzen bringen kann, aber keine physiologischen Auswirkungen hat.

Wenn Sie in ein feines Restaurant gehen und sich ein Essen bestellen, dann erwarten Sie, dass es perfekt präsentiert und schmackhaft ist. Die Präsentation ist vergleichbar mit dem Placeboeffekt: Sie hat keine direkten Auswirkungen auf die Nahrung, bringt aber dennoch einen psychologischen Vorteil. Falls Sie bei einem Restaurantbesuch feststellen müssen, dass die Speise zwar hervorragend präsentiert, aber ungenießbar ist, werden Sie sicher nicht zufrieden sein. Falls Ihnen in einem anderen Restaurant ein Teller lieblos präsentiert wird, werden Sie ebenfalls nicht zufrieden sein, auch wenn die Speise selbst in Ordnung ist. Ein gutes Restaurant sollte beides meistern, die Präsentation und die wohlschmeckende Speise.

Ein Placebo ist in diesem Vergleich wie die Präsentation, der spezifische therapeutische Effekt wie die Speise an sich, und der Therapieerfolg entspricht der Zufriedenheit des Restaurantbesuchers. Mein Vergleich hinkt vielleicht ein wenig, aber er demonstriert hoffentlich, dass Placeboeffekt und spezifischer Effekt bei jeder guten Medizin zusammengehören. Wenn einer von beiden fehlt, dann läuft etwas falsch, und es handelt sich nicht um wirklich *gute* Medizin.

Ein reiner Placeboeffekt reicht nicht

Wie wir im nächsten Abschnitt dieses Buches sehen werden, beruhen viele alternative Therapieformen hauptsächlich oder vollständig auf dem Placeboeffekt. Einige Befürworter der Alternativmedizin argumentieren, dies sei völlig in Ordnung: Schließlich spiele es doch keine Rolle, wie eine Therapie funktioniert; Hauptsache, sie funktioniert! Selbst wenn sie tatsächlich nur vermittels eines Placeboeffekts wirken sollte, wird sie doch einem Patienten helfen. Daher glauben sie, dass auch eine unwirksame Therapie – also eine Behandlung, die nicht besser als ein Placebo wirkt – ihren legitimen Platz im Gesundheitswesen haben sollte.

Diese Auffassung ist äußerst fragwürdig, nicht zuletzt deshalb, weil (wie oben ausgeführt) selbst wirksame Behandlungen neben ihrer spezifischen Wirkung auch einen Placeboeffekt erzeugen. In jeder guten Heilkunde sollten beide Hand in Hand gehen. Das bedeutet, dass es nicht im Interesse des Patienten sein kann, nur durch die Verabreichung einer unwirksamen alternativen Therapie einen Placeboeffekt zu erzeugen.

Deutlicher ausgedrückt: Die Tatsache, dass eine Behandlung einen Placeboeffekt bewirkt, besagt nicht, dass es sich um eine nützliche Therapie handelt. Und noch krasser formuliert: Eine Therapie, die nichts weiter als ein Placebo ist, hat in der evidenzbasierten Medizin nichts zu suchen.

Wenn eine kausale Therapie fehlt

Ein Gegenargument, das regelmäßig von Anhängern der Alternativmedizin vorgebracht wird, ist entwaffnend einfach. Sie betonen, dass es ja viele Situationen gebe, in denen keine spezifische Therapie zur Verfügung stehe. In solchen Fällen, meinen sie, sei doch eine alternative Behandlung erlaubt, selbst wenn sie nicht über den Placeboeffekt hinaus wirksam sei. Dieses Argument klingt einleuchtend und human; daher überzeugt es viele. Dennoch ist es mehr als fragwürdig. Selbstverständlich gibt es viele Situationen, in denen auch die beste Medizin keine Heilung herbeiführen kann. Aber heißt das auch, dass für den Patienten gar nichts mehr getan werden kann? Sicher nicht! Falls eine kausale Therapie nicht existiert, so kann der Arzt doch fast immer dem Patienten helfen, indem er seine Symptome lindert. Selbst in den wenigen Fällen, in denen sogar eine symptomatische Behandlung nicht möglich ist, mag es aufrichtiger sein, dem Patienten reinen Wein einzuschenken, zu erklären, wie die Sache steht, und mit psychologischem Beistand und Mitgefühl dem Leidenden zu helfen. Und wenn die Lebensqualität eines Sterbenden wirklich nicht verbesserbar sein sollte, dann kann doch vielleicht die Qualität des Sterbeprozesses verbessert werden. Das ist, wie ich finde, ehrlicher und produktiver, als dem Patienten vorzugaukeln, eine an sich wirkungslose (und nicht selten kostspielige) Therapie könne seine Rettung sein.

Natürlich gibt es keine Patentlösungen für solche meist komplexen Grenzfälle. Jeder Arzt wird versuchen, gemeinsam mit seinem Patienten mit Empathie und Verständnis den jeweils besten Weg zu finden. Sicher ist jedoch, dass dabei der Einsatz von Placebos nur selten eine entscheidende Rolle spielen kann.

WAS IST EVIDENZ?

In den vorherigen Kapiteln habe ich den Begriff »Evidenz« wiederholt gebraucht. Viele Leser werden meinen, sie verstehen, was damit gemeint ist. Aber ist diese Meinung korrekt? Insbesondere in der Alternativmedizin herrschen mitunter sonderbare Vorstellungen von diesem Begriff. Vielleicht ist es an der Zeit, zu erklären, was ich – und mit mir die meisten Experten – genau unter Evidenz verstehen: In der Medizin bezeichnet »Evidenz« den **empirisch erbrachten Nachweis des Nutzens** einer diagnostischen oder therapeutischen Aktion.[19] Das klingt einleuchtend, ist aber gleichzeitig auch ein wenig verwirrend. Nehmen wir einmal an, ein Patient hat Kopfschmerzen und geht damit zum Arzt, der eine Therapie verschreibt, worauf sich die Beschwerden bessern. Die meisten Patienten (sowie ihre Behandler) werden sodann annehmen, dass diese Erfahrung einen »empirisch erbrachten Nachweis« darstellt.

FACHBEGRIFFE

> **Evidenz:** von lat. *evidentia* = Ersichtlichkeit, Eindeutigkeit, Klarheit. Laut Duden »unmittelbare und vollständige Einsichtigkeit, Deutlichkeit, Gewissheit; unumstößliche Tatsache, faktische Gegebenheit«. In der Medizin leitet sich der Begriff vom englischen Wort *evidence* = Nachweis, Beweis ab und bezieht sich auf die Informationen aus klinischen Studien, die einen Sachverhalt erhärten oder widerlegen.

> **Empirisch:** von lat. *empiricus* und altgriech. *empeirikós:* »erfahren, kundig«; auf Erfahrung beruhend, durch (systematische) Beobachtung und Datensammlung; **Empirie:** aus wissenschaftlicher Erfahrung gewonnenes Wissen; Erfahrungswissen.

Vom Einzelfall zur echten Evidenz

Um zu erklären, warum diese Annahme nicht richtig ist, könnte ich nun im Detail über Forschungsmethodik theoretisieren. Da dergleichen jedoch trocken und für viele lähmend langweilig ist, möchte ich hier anders vorgehen. Der folgende fiktive Dialog zwischen einem medizinischen Laien (L) und einem Wissenschaftler (W) kann die Sachlage vielleicht besser erklären:

L: Also, ich war beim Arzt, der mir gegen meine Kopfschmerzen ein homöopathisches Mittel gegeben hat; und meine Schmerzen waren danach wie weggeblasen. Wenn das keine Evidenz ist, weiß ich's auch nicht!

W: Reiner Zufall! Man kann doch bei einem Einzelfall ganz sicher nicht von Evidenz sprechen.

L: Aber es ist kein Einzelfall; mein Arzt hat mir gesagt, dass er das schon bei Dutzenden von Patienten beobachtet hat.

W: Na gut, da kommen wir der Sache schon etwas näher. Dennoch können wir selbst bei einer großen Fallzahl nicht sicher sein, dass ohne Homöopathie nicht genau das Gleiche passiert wäre. Kopfschmerzen werden nun einmal, wie viele andere Leiden auch, sehr oft von allein besser. Und zusätzlich sollten Sie bedenken, dass es so etwas wie den Placeboeffekt gibt.

L: Ich habe inzwischen einmal nachgeforscht und im Internet eine placebokontrollierte Studie gefunden, die genau das bestätigt, was ich gesagt habe. Die Studie zeigt nämlich, dass Homöopathie wirksamer als ein Placebo ist. Hier, sehen Sie!

W: Interessant! Das könnte man durchaus als Evidenz ansehen. Die Frage ist jedoch, wie überzeugend ist diese Evidenz? In dieser Studie wurden die Patienten weder nach dem Zufallsprinzip auf die zwei Gruppen aufgeteilt noch verblindet. Das bedeutet, dass erstens die

Gruppen nicht unbedingt vergleichbar waren. Zweitens heißt das, dass die Patienten in der Homöopathiegruppe wussten, dass sie Homöopathie erhielten, und vielleicht allein wegen dieser positiven Erwartung einen besseren Erfolg hatten.

L: Und was genau wollen Sie damit sagen?

W: Dass wir eine placebokontrollierte Studie brauchen, bei der die Erwartung der Patienten und der Behandler als Störfaktor ausgeschlossen wurde, indem beide Parteien verblindet wurden. Zusätzlich sollten die Patienten nach dem Zufallsprinzip, das heißt, randomisiert, auf die Gruppen verteilt werden; nur so ist sichergestellt, dass die Gruppen wirklich vergleichbar sind. Mit anderen Worten: Wir brauchen eine randomisierte, placebokontrollierte Doppelblindstudie (siehe Abbildung).

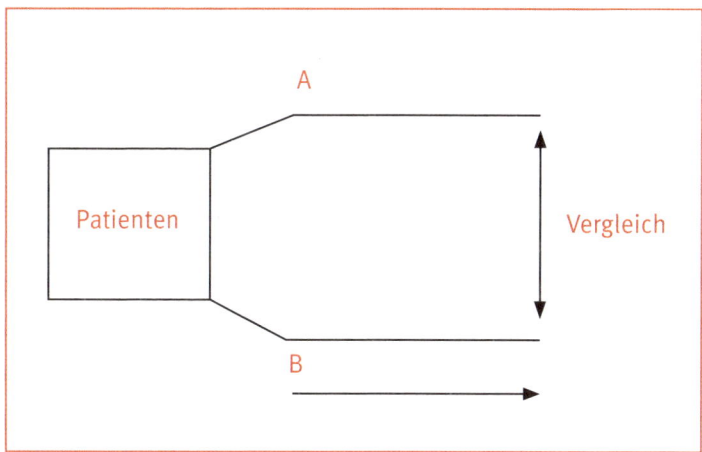

Schematische Darstellung einer **kontrollierten klinischen Studie:** Eine Gruppe von Patienten wird in zwei Untergruppen A und B aufgeteilt. A erhält die zu prüfende Therapie; B erhält eine andere Behandlung. Am Ende der Therapiephase werden die Ergebnisse verglichen.

Wenn die Aufteilung in die zwei Gruppen nach dem Zufallsprinzip passiert, handelt es sich um eine **randomisierte** Studie. Falls Gruppe B ein Placebo erhält, handelt es sich um eine **placebokontrollierte** Studie. Wenn sowohl die Patienten als auch die Forscher nicht wissen, welche Patienten welcher Gruppe angehören, dann handelt es sich um eine **Doppelblindstudie.**

Dieses Studiendesign erlaubt eine sichere Aussage darüber, ob tatsächlich die Homöopathie und nicht ein anderer Faktor das Ergebnis verursacht hat (siehe Abbildung Seite 38).

L: *Nach weiteren Recherchen habe ich jetzt genau so eine Studie gefunden. Hier ist sie; sie bestätigt, was ich Ihnen schon die ganze Zeit sage: Die Homöopathie hilft bei Kopfschmerzen.*

W: *Na prima! Und hier habe ich eine Studie, die dieser Schlussfolgerung nicht zustimmt. Sie zeigt, dass Homöopathie bei Kopfschmerzen nicht besser als ein Placebo wirkt. Und wenn wir uns die Qualität der beiden Studien anschauen, dann scheint mir meine besser und damit aussagekräftiger zu sein.*

L: *Inwiefern besser?*

W: *Sie hat zum Beispiel eine größere Fallzahl und ist von einem angesehenen Forscherteam in einer angesehenen Zeitschrift publiziert worden.*

L: *Na gut. Und was jetzt?*

W: *Inzwischen habe ich mich mit diesem Thema mal genauer beschäftigt. Sie werden vielleicht erstaunt sein, aber es gibt zu unserem Problem insgesamt sechs Studien mit recht unterschiedlichen Ergebnissen.*

L: *Ja, das verblüfft mich wirklich. Und was machen wir jetzt?*

W: *In der Medizin passiert es sehr häufig, dass es mehrere Studien zu einer Fragestellung gibt, deren Ergebnisse sich aber heftig widersprechen. Dann ist es leicht, sich die Rosinen herauszupicken und Daten, die einem nicht in den Kram passen, einfach ganz diskret zu »vergessen«. So etwas führt jedoch dazu, dass Interessenten in die Irre geführt werden, und wäre letztlich nichts anderes als Scharlatanerie. Das einzig richtige Vorgehen ist in solchen Fällen, alle Studien kritisch bewertend zusammenzufassen und so zu einem neuen, validen Gesamtergebnis zu kommen.*

L: *Und hat das für unsere Fragestellung schon jemand getan?*

W: *Glücklicherweise ja. Hier, ich zeige Ihnen mal die Veröffentlichung.*[20] *Die Schlussfolgerung dieser Studie lautet: »Die Evidenz reicht nicht aus, um die Homöopathie als Behandlungsform für den Spannungskopf-*

schmerz, den zervikogenen Kopfschmerz oder Migräne abzulehnen oder
zu befürworten.«

L: Und jetzt sind wir genauso schlau wie zuvor!

W: Nicht ganz. Wir wissen doch immerhin, dass die Evidenz für die
Homöopathie bei Kopfschmerzen nicht überzeugend ist. Das heißt, Sie
sollten sich vielleicht nach einer Therapie umschauen, die besser belegt
ist. Das würde Ihre Chancen verbessern, einen guten und anhaltenden
Therapieerfolg zu erzielen.

L: Ja, vielleicht haben Sie recht. Aber vielleicht stammt Ihre Übersichtsarbeit auch von Leuten, die voreingenommen und daher nicht so ganz
vertrauenswürdig sind.

W: Sehr gut! Sie lernen offenbar recht schnell. Natürlich sollte man
immer sichergehen, dass man nicht an der Nase herumgeführt wird.
Hier sind zum Beispiel zwei systematische Übersichtsarbeiten, die zu
sehr unterschiedlichen Schlussfolgerungen kommen. Sie beschäftigen sich
mit der Homöopathie bei psychiatrischen Erkrankungen. Die erste ist
von 2011 und besagt: »Results do not preclude the possibility of some
benefit«[21] – also etwa: »Die Ergebnisse schließen einen Nutzen der
Homöopathie nicht aus.« Die zweite wurde 2020 publiziert und schluss-
folgert: »Data on homeopathy in psychiatric disorders are insufficient
to support their use in clinical practice«[22] – also etwa: »Die Daten…
reichen nicht aus, um Homöopathie in der klinischen Praxis zu recht-
fertigen.«

L: Na, sehen Sie – so weit ist es also doch nicht her mit Ihrer vielgelobten
Evidenz.

W: Die Interpretation jeder Evidenz bedarf immer noch des kritischen
Denkens. Das heißt, wir müssen stets prüfen, wie verlässlich die jeweili-
gen Schlussfolgerungen sind. Die erste Übersichtsarbeit stammt von
Homöopathen, ist in einem nicht hoch angesehenen Journal publiziert
worden und weist erhebliche methodische Schwächen auf. Die zweite
Übersichtsarbeit stammt dagegen von unabhängigen Psychiatern, wurde

SYSTEMATISCHE ÜBERSICHTSARBEITEN

In den folgenden Kapiteln werden immer wieder *systematische Übersichtsarbeiten* beziehungsweise *Reviews* zitiert. Dies sind wissenschaftliche Arbeiten, die versuchen, alles verfügbare Wissen zu einem Thema zu sammeln, zusammenzufassen und kritisch zu bewerten. Grundlage jeder Übersichtsarbeit ist die publizierte Fachliteratur. Eine *Meta-Analyse* ist eine systematische Übersichtsarbeit, in der die Ergebnisse aus allen Einzelstudien mathematisch zu einem neuen quantitativen Gesamtergebnis zusammengefasst werden.

Cochrane-Review

Die besten Übersichtsarbeiten sind in der Regel Cochrane-Reviews:

> Sie stammen von der *Cochrane Collaboration,* einem internationalen Zusammenschluss unabhängiger Wissenschaftler.
> Cochrane-Reviews folgen einem rigorosen Protokoll.
> Sie werden von unabhängigen Wissenschaftlern überprüft.
> Sie sind transparent und vollständig.
> Sie werden regelmäßig aktualisiert.

Qualitätskriterien

Folgende Faktoren können der Glaubwürdigkeit einer wissenschaftlichen Publikation zuträglich sein:

> Ansehen des Journals, in dem sie veröffentlicht wurde
> Unabhängigkeit der Autoren
> Angabe von Interessenskonflikten
> Neueres Datum der Veröffentlichung
> Vollständigkeit der methodischen Details
> Nachvollziehbarkeit der Ergebnisse
> Schlussfolgerung beruht auf den präsentierten Daten

in einem angesehenen Journal publiziert und ist ordentlich gemacht.
Welche der beiden, meinen Sie, ist verlässlicher?
L: Ich verstehe. Und die Übersichtsarbeit zu den Kopfschmerzen, die Sie
mir vorhin gezeigt haben, von wem ist die?
W: Die wurde von Homöopathen veröffentlicht; aber die sind wohl kaum
gegen die Homöopathie voreingenommen.
L: Danke, das war sehr lehrreich. Ich werde mir das alles noch einmal
durch den Kopf gehen lassen. Vielleicht haben Sie tatsächlich recht, und
ich sollte auf die Homöopathie eher verzichten.

Systematische Übersichtsarbeiten bieten belastbare Evidenz

Wie wir sehen, ist das mit der Evidenz eine recht komplexe Angelegenheit. Die wichtigsten Punkte dazu seien hier noch einmal zusammengefasst:

- In der Medizin sind Einzelfälle keine Evidenz. Die Mehrzahl von »Anekdote« lautet »Anekdoten« und nicht Evidenz.
- Klinische Studien liefern Evidenz, jedoch muss man immer fragen, wie zuverlässig sie sind.
- Die Ergebnisse verschiedener klinischer Studien widersprechen sich oft deutlich.
- Rosinenpicken ist ein Kennzeichen der Scharlatanerie.
- Die beste Evidenz zieht stets die Gesamtheit aller aussagekräftigen Studien in Betracht; das heißt, sie sollte auf einer systematischen Übersichtsarbeit basieren, die die methodische Qualität der Primärstudien kritisch evaluiert, also fachgerecht bewertet.
- Auch bei Übersichtsarbeiten gibt es Qualitätsunterschiede, die es zu beachten gilt.
- Evidenz ist also nicht gleich Evidenz! Ihre Qualität bestimmt ihre Verlässlichkeit.

ARGUMENTE GEGEN KLINISCHE STUDIEN

Klinische Studien sind selten perfekt, und es gibt viele Einwände gegen sie. Hier 10 Argumente (mit den jeweiligen Gegenargumenten), die man in der Alternativmedizin häufig hört.

1. »Mit ihren hoch selektierten Patientengruppen bilden klinische Studien stets ganz ungewöhnliche Situationen ab. Ihre Ergebnisse können daher nicht verallgemeinert werden.« – Das stimmt teilweise. Aber erstens zielen solche Studien primär darauf ab, zu prüfen, ob die betreffende Therapie prinzipiell wirksam sein kann oder nicht. Und zweitens wird die Verallgemeinerbarkeit dann immer in nachfolgenden Untersuchungen geprüft.

2. »Die Fallzahlen klinischer Studien sind meist zu gering, um Aussagen über die Wirksamkeit auf Bevölkerungsbasis zu erlauben; groß angelegte Beobachtungsstudien sind da viel besser.« – Solche Beobachtungsstudien sind sicher wichtig, aber sinnvoll sind sie erst, nachdem die Wirksamkeit in stringenten klinischen Studien belegt wurde.

3. »In placebokontrollierten Studien wird ein wichtiges Element einer alternativen Therapie eliminiert. Die empathische Zuwendung zum Beispiel ist für Patienten essenziell, und klinische Studien ignorieren dies völlig.« – Niemand würde die Bedeutung unspezifischer Therapieeffekte leugnen, aber solche Phänomene sind auch wirksam, wenn man effektive Therapien einsetzt. Das heißt, wir müssen immer klären, ob eine Behandlung über den Placeboeffekt hinaus wirksam ist.

4. »Jeder Patient ist anders, und in klinischen Studien bleibt diese Individualität unberücksichtigt.« – Es ist durchaus möglich, in klinischen Studien einen hohen Grad an individualisierter Behandlungsweise zu integrieren.

5. »In klinischen Studien müssen alle Patienten nach den gleichen Kriterien beurteilt werden, um zu einem statistisch auswertbaren Gesamtergebnis zu kommen. Der eine Patient kann jedoch in einer Hinsicht und der andere in einer ganz anderen Weise von einer alternativen Therapie profitieren.« – Es gibt Studiendesigns, die dem sehr wohl Rechnung tragen und sogar ganz ohne einen herkömmlichen Studienendpunkt auskommen.

6. »Klinische Studien sind für viele Fragestellungen ungeeignet. Es ist zum Beispiel nicht möglich, in einer klinischen Studie zu prüfen, ob regelmäßige Yogaübungen lebensverlängernd wirken.« – Das stimmt; solchen Fragen müssen wir mit anderen Methoden, zum Beispiel mit Bevölkerungsstudien, nachgehen.

7. »Klinische Studien widersprechen sich oft; das heißt, sie sind letztlich nicht aussagekräftig.« – Das heißt lediglich, dass wir in solchen Fällen alle zur Verfügung stehenden Daten kritisch prüfen und zusammenfassen müssen, um zu einem aussagekräftigen Gesamtergebnis zu gelangen.

8. »Klinische Studien sind für die Alternativmedizin leider unerschwinglich.« – In der Alternativmedizin gibt es sehr viel Geld (siehe Seite 26). Man müsste nur einen Teil davon in die Forschung investieren.

9. »Wenn ein Behandler fest davon überzeugt ist, dass seine Therapie wirkt, dann ist es unethisch, von ihm zu verlangen, dass er eine kontrollierte Studie durchführt, in der sie Patienten vorenthalten wird.« – Es gibt mehrere Studiendesigns, die das berücksichtigen und wo jeder Patient die betreffende Behandlung erhält.

10. »Wieso soll ein Alternativmediziner das Risiko eingehen und eine Studie machen, die ihm womöglich schadet?« – Therapeuten haben eine ethische Verpflichtung, die elementaren Tatsachen bezüglich der von ihnen verwendeten Therapien offenzulegen.

Die 20 bedenklichsten Methoden

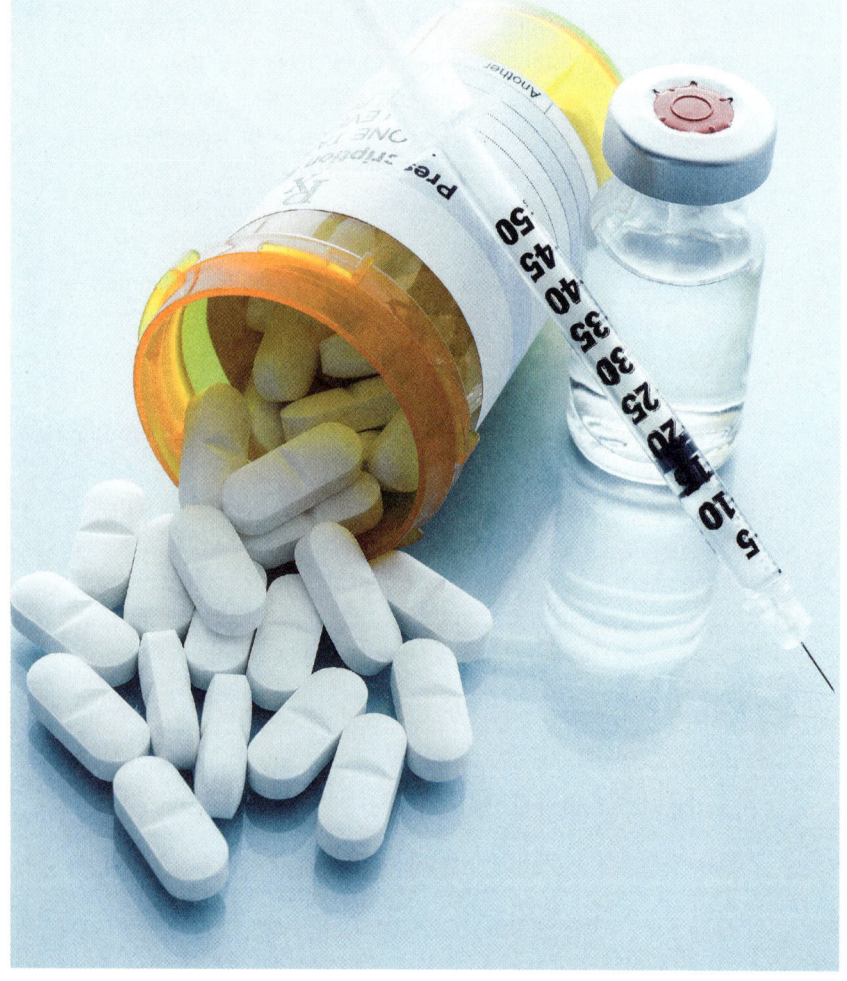

ÜBER DIE AUSWAHL DER THEMEN

In den folgenden Kapiteln werde ich auf einzelne Bereiche der Alternativmedizin eingehen. Zu diesem Zweck habe ich mir 40 Themen ausgesucht – 20 der »besten« und 20 der »bedenklichsten«. Ich spreche von »Themen«, weil es sich nicht ausschließlich um Therapien handelt, sondern auch um diagnostische Methoden (zum Beispiel Irisdiagnostik), oder weil manches unter Oberbegriffen (wie Abmagerungsmittel) subsumiert ist.

Sie werden fragen, was ich als »die Besten« und was als »die Bedenklichsten« ansehe. Für die meisten Experten gehören zu den »besten« Behandlungen solche, die nachweislich mehr Nutzen als Schaden bringen. Analog ist die »bedenklichste« Therapie eine Behandlungsform, die nachweislich mehr Schaden als Nutzen anrichtet. Das klingt recht einleuchtend und einfach; wie wir jedoch bald sehen werden, ist es das leider nicht immer.

Entscheidende Kriterien

Um meine Wahl verständlich und transparent zu machen, lassen Sie mich kurz die Kriterien nennen, die ich zugrunde gelegt habe:

- Der **Grad der Bekanntheit** eines Verfahrens erscheint mir deswegen wichtig, weil ich annehme, dass Sie es kaum interessant finden werden, wenn ich seitenlang über Dinge schreibe, von denen Sie noch nie etwas gehört haben und die daher für Sie wenig relevant sind.
- Die **Aktivität der Forschung** ist bedeutsam, denn es ergibt wenig Sinn, eine Form der Alternativmedizin zu bewerten, zu der es keine Studien gibt. In einem solchen Fall ließe sich kaum mehr dazu sagen, als dass sie unbewiesen ist.

- Die **Wirksamkeit** (beziehungsweise Unwirksamkeit) eines Verfahrens ist natürlich von ganz zentraler Bedeutung, wenn Sie entscheiden wollen, ob es für Sie infrage kommt.
- Das **Schadenspotenzial** einer Therapieform ist von ebenso offensichtlicher Wichtigkeit. Insbesondere handelt es sich hier um Nebenwirkungen, Komplikationen und indirekte Risiken, die durch den Einsatz der jeweiligen Behandlung entstehen können.
- Die **Plausibilität** einer Methode betrifft die Frage, ob die Grundannahmen, von denen ihre Befürworter ausgehen, im Einklang mit unseren heutigen wissenschaftlichen Erkenntnissen stehen.

Unter dem Begriff Alternativ- oder Komplementärmedizin werden über 400 verschiedene Verfahren subsumiert. Es liegt daher auf der Hand, dass selbst bei Zugrundelegung der oben genannten Kriterien eine Auswahl von nur 40 nicht einfach sein kann. Bei meiner Wahl der 40 Themen mögen gelegentlich auch persönliche Präferenzen eine Rolle gespielt haben. Jedoch habe ich versucht, diese bei der Beurteilung hintanzustellen.

Studien zur Evidenz

Im ersten Teil dieses Buchs habe ich erläutert, was Evidenz ist und wie komplex es oft ist, sie richtig einzuordnen. Dementsprechend stützen sich meine Beurteilungen in diesem Teil des Buchs stets auf die aussagekräftigsten, aktuellsten Daten, die uns heute zur Verfügung stehen. Im Klartext heißt das, dass meine Beurteilungen, wo immer möglich, auf systematischen Übersichtsarbeiten (siehe Seite 49) basieren, die von guter Qualität sind und von unabhängigen Wissenschaftlern publiziert wurden. Gelegentlich sind das natürlich auch Publikationen meiner eigenen Arbeitsgruppe.

Uneinheitliche oder fehlende Evidenz

Sie werden sicher auch feststellen, dass viele bedeutende alternativ-medizinische Verfahren hier nicht aufscheinen. Es gibt wie gesagt etwa 400 verschiedene solcher Methoden, und hier beschäftigen wir uns nur mit 40 davon. Die meisten Verfahren liegen irgendwo in der Mitte des Spektrums, das von »gut« bis »bedenklich« reicht.

- Bei einigen Therapien ist die Evidenz krass uneinheitlich, das heißt, es gibt zahlreiche positive Studien, aber auch viele, die negativ ausfallen. Das ist zum Beispiel bei Akupunktur, Aroma-therapie, Ginkgo biloba und Osteopathie der Fall.
- Dann gibt es Verfahren, zu denen keine oder so gut wie keine Evidenz zu Verfügung steht, um sie in die eine oder die andere Kategorie einzuordnen, zum Beispiel Bowen-Therapie, Eurythmie (siehe Seite 77), Gau Sha, Ohrkerzen (siehe Seite 118), Shiatsu, Tuina, viszerale Osteopathie.

Man muss sich in solchen Fällen natürlich fragen, warum es keine Evidenz gibt. Liegt es am Mangel der Expertise – oder am Geld? Meine persönliche Erfahrung ist, dass die Anbieter sich häufig scheuen, ihre Therapien ernsthaft zu überprüfen, weil sie befürchten, ahnen oder vielleicht sogar wissen, dass solche Tests nicht das gewünschte Ergebnis bringen würden.

1 ABMAGERUNGSMITTEL

Übergewicht oder Adipositas war einst eher ein Problem der wohlhabenden Oberschicht, die es sich leisten konnte, viel und gut zu essen. Heute ist das deutlich anders: Adipositas hat epidemische Ausmaße angenommen und ist zu einem wichtigen Risikofaktor für kardiovaskuläre Erkrankungen, Depression, Krebs, Gelenkbeschwerden und viele weitere Leiden geworden.

Hinzu kommt, dass Übergewicht meist als unattraktiv empfunden wird und mit unserem heutigen Schönheitsideal nur schwer in Einklang zu bringen ist.

Vor diesem Hintergrund ist eine enorme Nachfrage nach gewichtsreduzierenden Interventionen entstanden.

Schlank per Pille?

Die konventionelle Strategie sieht im Wesentlichen eine Reduktion der Kalorienzufuhr, also eine hypokalorische Diät vor sowie eine Erhöhung des Kalorienverbrauchs mittels körperlicher Aktivität. Beides sind jedoch Maßnahmen, die die meisten von uns nur ungern befolgen. Deshalb ist dieser Ansatz eher selten von Erfolg gekrönt.

Daneben existieren konventionelle Arzneimittel, die darauf abzielen,
- den Stoffwechsel zu beschleunigen,
- den Appetit zu zügeln
- oder die Fettabsorption im Darm zu reduzieren.

Obschon einige dieser Medikamente nachgewiesenermaßen wirksam sind, werden sie meist nur in extremen Fällen eingesetzt. Der Grund dafür ist, dass die unerwünschten Nebenwirkungen ganz erheblich sein können.

Der Bedarf an unbedenklichen Abmagerungsmitteln ist folglich enorm. Und wie kaum anders zu erwarten, haben zahlreiche Geschäftemacher diese Marktlücke erkannt. Der Markt für alternative Schlankheitsmittel ist daher inzwischen mehrere Milliarden schwer.

Heute gibt es Dutzende von Naturstoffen und Hunderte von Kombinationspräparaten, die als alternative Abmagerungsmittel vermarktet werden. Die Werbung für diese Präparate stützt sich oft auf anekdotische Berichte von Menschen, die angeblich mühelos in kurzer Zeit viele Kilos abgenommen haben, was dann mit beeindruckenden Vorher-nachher-Fotos belegt wird.

In aller Regel wird dies mit dem Anspruch verquickt, das fragliche Mittel sei natürlich, effektiv und unbedenklich. Leider liegt jedoch zwischen Anspruch und Wirklichkeit meist eine große Kluft.

WEITERE ALTERNATIVE THERAPIEN

... die häufig zur Gewichtsreduktion empfohlen werden:

> Achtsamkeitstraining
> Akupressur
> Akupunktur
> Ayurvedische Medizin
> Chiropraktik (Seite 126)
> Colon-Hydro-Therapie (Seite 92)

> Homöopathie (Seite 106)
> Hypnotherapie (Seite 156)
> Ketogene Ernährung
> Tai-Chi (Seite 187)
> Traditionelle Chinesische
   Medizin

Generell ist auch für diese Verfahren die entsprechende Evidenz dürftig und wenig überzeugend.[23]

Eine Übersichtsarbeit zog den Schluss, dass die Wirksamkeit und Unbedenklichkeit *aller* alternativen Verfahren in der Adipositasbehandlung fraglich sind.[24]

Das spricht gegen diese Mittel

Derzeit stehen zahlreiche klinische Studien zur Verfügung, die die Wirksamkeit von Abmagerungsmitteln überprüft haben. Leider ist ihre Qualität oft mangelhaft, und ihre Ergebnisse sind in der Regel wenig überzeugend.

Mehrere systematische Übersichtsarbeiten haben die Daten zu spezifischen Mitteln evaluiert, zum Beispiel zu:

- Chitosan
- Chrom
- Ephedra
- Garcinia-Extrakte
- Grüner Tee
- Guarkernmehl
- Kalziumpräparate
- Linolsäure
- Phaseolus-vulgaris-Extrakt

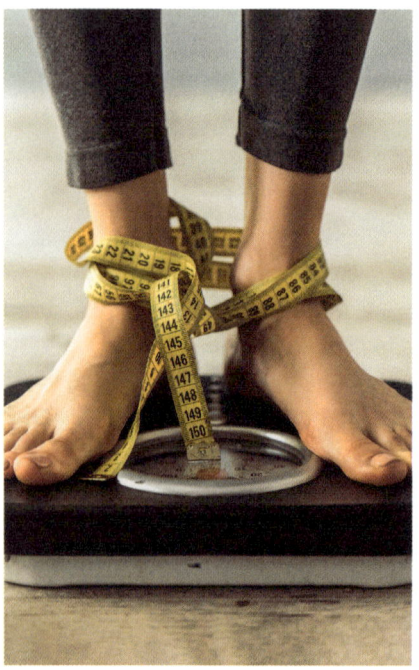

Unsere Zusammenfassung dieser systematischen Übersichten kam zu dem Schluss, dass sie »keine ausreichende Evidenz dafür liefern, dass diese Präparate klinisch relevante Gewichtsverluste bewirken«.[25]
In den meisten Fällen fehlt zudem ein plausibler Wirkungsmechanismus, der erklären könnte, wie das jeweilige Mittel konkret zu einer Gewichtsabnahme führen soll.

Im Kampf gegen lästige Pfunde sind Pillen eine verlockende Option – aber leider nicht empfehlenswert.

Nebenwirkungen

Hinzu kommt, dass die meisten alternativen Schlankheitsmittel mit Nebenwirkungen belastet sind, die mitunter auch schwerwiegend sein und sogar zum Tod führen können.[26]

Über ernste Nebenwirkungen wurde bei folgenden pflanzlichen Inhaltsstoffen berichtet:

- Cyamopsis tetragonolobus
- Ephedra sinica
- Garcinia cambogia
- Ilex paraguariensis
- Paullinia cupana
- Plantago psyllium
- Pausinystalia yohimbe

Ein weiteres Risiko besteht in der Tatsache, dass Abmagerungsmittel gelegentlich verschreibungspflichtige Arzneimittel enthalten, die ihrerseits zu Nebenwirkungen führen. Wie gefährlich die Einnahme von Schlankheitsmitteln mitunter sein kann, zeigt zum Beispiel der Fall einer Frau, bei der dies zu einem akuten Leberversagen geführt hat, was dann eine Lebertransplantation notwendig machte.[27]

DIE FAKTEN

> Für übergewichtige Personen ist eine Gewichtsreduktion wünschenswert.

> Heute werden hierfür Hunderte verschiedene alternativmedizinische Präparate angeboten.

> Die allermeisten dieser Mittel haben nicht die gewünschte Wirkung.

> Viele können zu ernsten Nebenwirkungen führen.

> Das Nutzen-Risiko-Verhältnis alternativer Abmagerungsmittel ist nicht positiv.

2 ALTERNATIVE DIÄTEN

Diät ist etwas, das alle Menschen gemein haben: Wir alle essen täglich eine gewisse Auswahl an Lebensmitteln und folgen dementsprechend einer Diät. Zumeist handelt es sich um eine Normalkost, die alles enthält, was wir zum Überleben brauchen.

Spezielle Ernährungsformen

Einige von uns benötigen jedoch eine der vielen speziellen Diäten der konventionellen Medizin, um bestimmten Erkrankungen zu begegnen, zum Beispiel eine *Diabetesdiät, fettarme Kost, glutenfreie Kost, hypokalorische (kalorienreduzierte) Diät* oder *proteinarme Kost.* Daneben gibt es Ernährungsformen, die nicht direkt auf ein spezifisches Krankheitsbild abzielen, aber unter bestimmten Gesichtspunkten vorteilhaft sein können, zum Beispiel *Atkins-Diät, Heilfasten, mediterrane Kost, Low-Carb-Diät, Rohkost, vegane Kost, vegetarische Kost* und *Vollwertkost.*

Und schließlich gibt es eine Reihe von Ernährungsformen, die nicht in den Bereich der konventionellen Medizin gehören. Sie werden oft von Prominenten beworben und sind als »*alternative*« *Diäten* zu bezeichnen (siehe Kasten). Um diese geht es im Folgenden.

Basenkost

Die Basenkost (auch: alkalische Diät) basiert auf der Annahme, dass bestimmte Nahrungsmittel den Säuregehalt unseres Körpers erhöhen. Dies, so nehmen die Anhänger dieser Ernährungsweise an, sei die Ursache für eine Reihe von Problemen.

Der Säuregrad (Azidität) einer Substanz wird mittels pH quantifiziert, einer Messgröße, die von 0 bis 14 reicht. Ein pH-Wert von 0 ist extrem

DIÄTVARIANTEN

Die Bandbreite der »alternativen« Diäten ist groß. Hier einige
Beispiele:

> anthroposophische Diät
> Basenkost (siehe unten)
> ayurvedische Kost
> Bircher-Benner-Kost
> Breuss-Diät
> Evers-Kost
> Hay'sche Trennkost
> Henderson-Diät
> Kelly-Diät

> Makrobiotik (siehe
  Seite 62)
> F.-X.-Mayr-Kur
> Moerman-Diät
> Paleo-Diät (siehe Seite 64)
> Schnitzerkost
> Schrothkur
> Waerland-Kost
> Young-Diät

Diese Liste ist bei Weitem nicht vollständig und dennoch schon zu
lang, um hier vollständig abgehandelt zu werden. Ich muss mich daher
auf einige repräsentative Beispiele beschränken.

sauer, 14 ist extrem alkalisch. Die Azidität unseres Körpers variiert je
nachdem, in welchem Gewebe man sie misst: Der Magen beispielsweise
muss sauer sein, um die Proteinverdauung in Gang zu setzen. Der
pH-Wert unseres Blutes bewegt sich dagegen in sehr engen Grenzen
um den Neutralwert zwischen 7,35 und 7,40 pH. Er wird durch äußerst
potente Mechanismen konstant gehalten. Die Ernährung kann den
Säuregehalt des Blutes eines gesunden Menschen kaum beeinflussen.
In scheinbarer Unkenntnis dieser Fakten vertreten Befürworter der
basischen Ernährung die Ansicht, dass der Körper vieler Menschen
zu sauer sei. Sie meinen ferner, dass bestimmte Lebensmittel, etwa
Milchprodukte oder Fleisch, diese Situation noch verschlimmern und
Lebensmittel wie Obst, Gemüse, Tofu und Nüsse basisch wirken, also

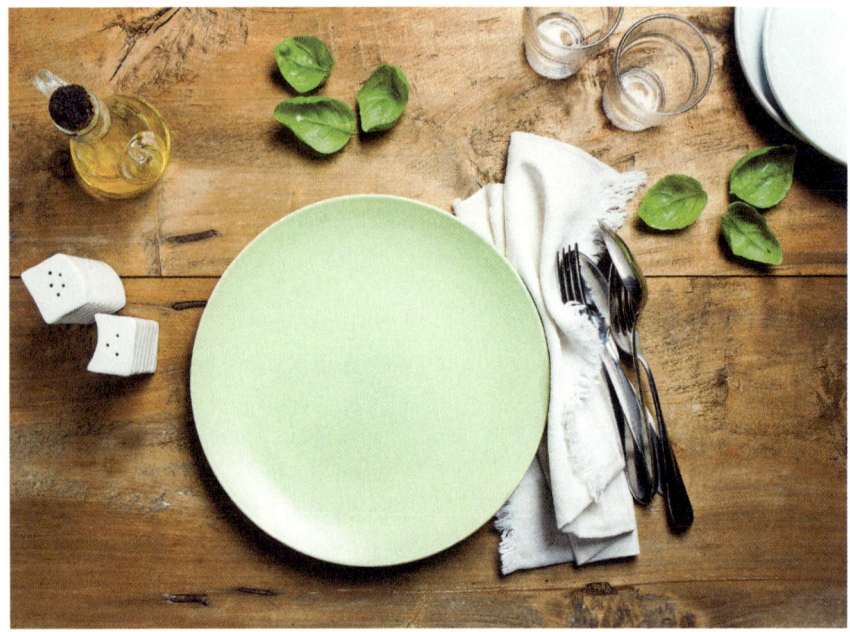

Was darf noch auf den Teller? Alternative Diäten schränken oft die Auswahl stark ein und versprechen im Gegenzug die Heilung vieler Beschwerden.

den Körper alkalisieren würden. Eine basische Ernährung fördere, so glauben sie, unsere Gesundheit und verhindere viele Erkrankungen. Zum Zweck der Alkalisierung bieten Anhänger dieser Diät diverse Nahrungsergänzungsstoffe und sogar Geräte an, die den pH-Wert des Wassers erhöhen. Sie sollen helfen, den Schaden durch eine nicht ausreichend basische Diät zu neutralisieren.

Das spricht gegen diese Methode

Es gibt keine belastbare Evidenz dafür, dass diese Annahmen richtig sind.[28] Eine systematische Übersichtsarbeit zieht folgenden Schluss: »Trotz der Werbung für alkalische Diät und alkalisches Wasser durch die Medien und Entrepreneure gibt es so gut wie keine Forschungen, die diese Vorstellungen stützen oder verwerfen«.[29] Die Basenkost und ihre Annahmen sind somit weder plausibel noch evidenzbasiert.

Makrobiotik

Die Makrobiotik beruht auf östlichen Konzepten von der Lebensenergie Chi und dem dualen Prinzip von Yin und Yang (siehe Seite 187). Sie wurde in den 1930er-Jahren von dem japanischen Philosophen Georges Ohsawa (1893–1966) populär gemacht, der davon ausging, seine Tuberkulose mit dieser Diät geheilt zu haben.

Die Diät besteht aus vorzugsweise lokal angebautem Vollkorngetreide, aus Hülsenfrüchten, Gemüse, Algen, fermentierten Sojaprodukten und Obst. Nachtschattengewächse (wie Tomaten, Paprika, Kartoffeln, Auberginen), Spinat, Rüben und Avocados werden nur sparsam oder gar nicht verwendet. Alle Lebensmittel werden Yin oder Yang zugeordnet, und durch eine entsprechende Auswahl soll ein Gleichgewicht der dualen Aspekte im Körper hergestellt werden.

Die Diät wird zur Vorbeugung einer Vielzahl von zum Teil ernsten Erkrankungen empfohlen – beispielsweise Krebs –, ohne dass es dafür gute Belege gäbe.

Das spricht gegen diese Methode

Es gibt unterschiedliche Stufen und Formen der Diät. In ihrer strengsten Form ist die makrobiotische Diät sehr einseitig und kann zu schwerem Nährstoffmangel und sogar zum Tod führen.[30] Insbesondere sind Mangelzustände bezüglich Eisen, Riboflavin, Vitamin B$_{12}$ und Vitamin D beschrieben worden.[31]

Eine Übersichtsarbeit kam zu dem Schluss, dass es zu wenig Evidenz zur Wirksamkeit der Makrobiotik gibt und die Risiken erheblich sind.[32] Somit ist die makrobiotische Diät wenig plausibel, und ihre Risiken sind größer als ihr Nutzen.

DIE FAKTEN

> Alternative Diäten gehen oft auf eine Person zurück.
> Sie beruhen meist auf einer einseitigen Sicht der Ernährung.
> Sie sind aus wissenschaftlicher Sicht nicht plausibel.
> Sie werden nicht durch belastbare Belege der Wirksamkeit gestützt.
> Das Nutzen-Risiko-Verhältnis alternativer Diäten ist nicht positiv.

Paleo-Diät

Die Paleo-Diät basiert auf Nahrungsmitteln, die unsere Vorfahren vermeintlich während des Paläolithikums aßen, eine Periode, die vor etwa 10 000 Jahren mit der Entwicklung der Landwirtschaft und der Domestizierung von Tieren endete. Erlaubt ist alles, was man jagen und sammeln konnte: Gemüse, Obst (vor allem Beeren), Nüsse, Samen, Fleisch, Fisch und Eier.

Die Vertreter dieser Diät nehmen an, dass die heutigen chronischen Zivilisationskrankheiten dadurch verursacht werden, dass wir uns nicht mehr so wie vor 10 000 Jahren ernähren. Das wiederum beruht auf der irrigen Annahme, dass diese Zeitspanne nicht ausreichte, um uns Menschen an den Verzehr von Getreide, Hülsenfrüchten und Milchprodukten zu adaptieren.

Das spricht gegen diese Methode

Es gibt kaum überzeugende Belege für die Annahme, dass die Paleo-Diät gesundheitliche Vorteile bietet.[33] Ferner ist auch die Unbedenklichkeit der Paleo-Diät fraglich; zum Beispiel kann das Fehlen von Milchprodukten zu Kalzium- und Vitamin-D-Mangel führen. Folglich ist diese Diät weder plausibel noch risikofrei noch evidenzbasiert.

3 ALTERNATIVE KREBSTHERAPIEN

Die allermeisten alternativmedizinischen Therapieformen werden zur Behandlung von Krebs empfohlen. Einige Homöopathen oder Geistheiler zum Beispiel meinen, dass ihre Behandlung Krebs heilt; diese Therapieformen sind jedoch nicht ausschließlich gegen Krebs gerichtet. Andere Verfahren, beispielsweise Akupunktur oder Aromatherapie, werden Krebspatienten angeraten, um ihre Beschwerden zu lindern; diese Therapien verstehen sich jedoch nicht als kurative, also heilende Maßnahmen bei Krebs. In diesem Kapitel werden wir solche Methoden außer Acht lassen und uns nur mit alternativen Behandlungsweisen beschäftigen, die laut Anbietern spezifisch oder hauptsächlich Krebs heilen sollen.

Die Palette solcher alternativer Krebstherapien und -mittel ist bunt (siehe Kasten). Hier können wir nur einige dieser Therapien exemplarisch herausgreifen. Ich werde mich daher auf solche Behandlungsformen konzentrieren, die im deutschen Sprachraum verbreitet sind.

THERAPIEVARIANTEN

Hier einige Beispiele für alternative Therapieformen und Heilmittel, die speziell gegen Krebs wirken sollen:

- Antineoplastone
- Carctol
- Enzymtherapie
- Essiac
- Gerson-Therapie
- Gonzales-Therapie
- Haifischknorpel
- Laetrile
- Mistel
- Powerlight
- Ukrain
- Vidatox
- Vitamin C

Mistel

Die Mistel (Viscum album) ist eine halbparasitäre Pflanze, die von Wirtsbäumen wie Eiche, Ulme, Kiefer und Apfel lebt. Rudolf Steiner (siehe Seite 75) argumentierte, dass die Mistel von ihrem Wirtsbaum lebe, ähnlich wie ein Krebs vom Körper des Patienten; in beiden Fällen könne das Endergebnis der Tod des Wirts sein. Daraus schloss Steiner, dass – gemäß der homöopathischen Ähnlichkeitsregel (siehe Seite 106) – Mistel ein Mittel gegen Krebs sein müsse. Dieser Logik folgend, entwickelte die Ärztin Ita Wegman das Mistelpräparat »Iscador«, das einen fermentierten Mistelextrakt enthält. Heute sind zahlreiche ähnliche Medikamente auf dem Markt.

Mistelpräparate sollen laut Anbieter Krebs heilen, die Lebensqualität von Krebspatienten verbessern und die Nebenwirkungen der Chemotherapie lindern. Diese Annahmen wurden inzwischen in zahlreichen

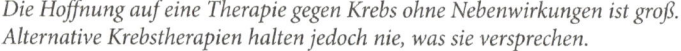

Die Hoffnung auf eine Therapie gegen Krebs ohne Nebenwirkungen ist groß. Alternative Krebstherapien halten jedoch nie, was sie versprechen.

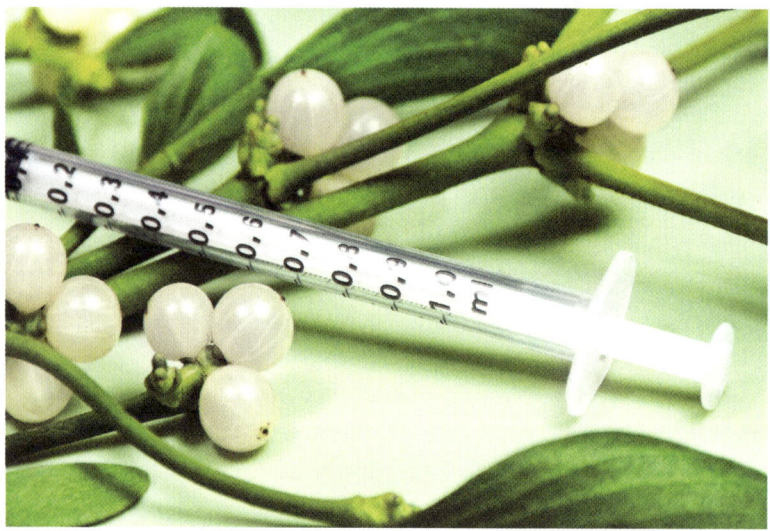

klinischen Studien überprüft. Zwei systematische Übersichtsarbeiten kamen zu dem Schluss, dass bezüglich Lebensqualität, Nebenwirkungen und Überlebensrate die Daten »keinen Anlass geben, Mistelpräparate zu verschreiben«.[34, 35]

Powerlight CA

Powerlight CA wird mit vielversprechenden Worten beworben: »Powerlight CA hilft Patienten, egal in welchem Stadium das Karzinom ist. Im Gegensatz zu den herkömmlichen Therapien treten bei Einnahme von Powerlight CA keinerlei Nebenwirkungen auf. Tumore, bei denen Powerlight CA zur kompletten Ausheilung führt, sind: Analkarzinome, Bronchialkarzinome, Hodenkarzinome, Kehlkopfkarzinome, Colonkarzinome, Ösopharguskarzinome, Magenkarzinome, Mammakarzinome, Nierenkarzinome, Leberzellkarzinome, Eierstockkarzinome, Pankreaskarzinome, Rachenkarzinome, Prostatakarzinome.«[36] Die Analysen der nicht billigen Präparate zeigen, dass es sich um reine Kochsalzlösungen handelt.[37] Es gibt dementsprechend auch keine Belege dafür, dass Powerlight wirksam ist.

Ukrain

Ukrain ist ein halbsynthetisches Medikament aus dem Schöllkraut (Chelidonium majus), das von dem Chemiker Vasyl Novytskyi entwickelt wurde. Die wesentlichsten Bestandteile sind Alkaloide und Thiophosphorsäure.
Eine Internetseite verkündet stolz: »UKRAIN kann die volle Regression des Haupttumors und auch der Metastasen bewirken. Bei der Therapie von fortgeschrittenen Tumoren kann UKRAIN die Lebensqualität verbessern und die Überlebenszeit verlängern. Erste Patienten, welche mit Ukrain behandelt wurden, leben heute bereits länger als 20 Jahre.«[38]

Die tatsächliche Evidenz sieht jedoch anders aus. Eine systematische Übersicht über die klinischen Studien zu Ukrain kam zu dem Schluss, dass »die Daten aus randomisierten klinischen Studien darauf hindeuten, dass Ukrain ein Potenzial als Krebsmedikament hat. Zahlreiche Vorbehalte verhindern jedoch eine positive Schlussfolgerung, und unabhängige, stringente Studien sind dringend erforderlich«.[39] Die Wirksamkeit von Ukrain ist daher als unbewiesen einzustufen.

Alternative Krebsdiäten

Es gibt viele Zusammenhänge zwischen Ernährung und Krebs, die gut dokumentiert sind. Bestimmte Lebensmittel können zum Beispiel das Risiko für bestimmte Krebsarten erhöhen, und andere Nährstoffe vermögen es zu verringern. Die Befürworter von alternativen Krebsdiäten gehen jedoch einen bedeutenden Schritt weiter. Sie sagen, es gebe die Möglichkeit, durch bestimmte Ernährungsformen einen bestehenden Krebs zu heilen.

Diese Ernährungsformen haben gemeinsam, dass es ihnen sowohl an wissenschaftsbasierter Plausibilität als auch an klinischen Belegen

DIÄTVARIANTEN

Hier einige Beispiele populärer Anti-Krebs-Diäten:

> Breuß-Krebskur
> Bircher-Benner-Heilkost
> Ernährungstherapie nach Budwig
> Gerson-Diät

> Ketogene Diät
> Vollwertkost nach Kollath
> Kuhl-Schutzkost
> Rohkost

mangelt. Zum Beispiel basiert die Gerson-Diät auf Vorstellungen von Max Gerson, die vor rund 100 Jahren aktuell waren, heute aber als überholt gelten.

Mit anderen Worten: Keine dieser Diäten bietet eine wirksame Heilung für irgendeine Krebsart. Einige können sogar zu Unterernährung führen oder eine krebsbedingte Mangelernährung verschlimmern. Sie sind daher nicht nur wirkungslos, sondern auch potenziell schädlich. Die Deutsche Onkologin Jutta Huebner kam nach einer Beurteilung von 13 verschiedenen Krebsdiäten zu dem Schluss, dass diese Behandlungen wirkungslos und gefährlich sind und dass Ärzte ihre Patienten entsprechend warnen sollten.[40]

Das spricht gegen diese Methoden

Wie wir sehen, sind alternative Krebstherapien eine heterogene Mischung mit einigen Gemeinsamkeiten:

- Viele gehen auf die Ideen eines Einzelnen zurück, der behauptet, die Lösung für alle Formen von Krebs gefunden zu haben (Krebs ist ein Oberbegriff für eine Reihe von verschiedenen Krankheiten. Daher ist es höchst unwahrscheinlich, dass es jemals ein Mittel für alle diese Krankheiten geben wird).
- Die Evidenz für die Wirksamkeit dieser Verfahren ist fadenscheinig oder erst gar nicht vorhanden.
- Verzweifelte Krebspatienten und ihre Angehörigen werden schamlos ausgenutzt.
- Alternative Krebstherapien halten nie, was sie versprechen.

Das Konzept einer alternativen Krebstherapie setzt voraus, dass konventionelle Onkologen eine effektive Behandlung ablehnen, nur weil sie aus dem Bereich der Alternativmedizin stammt. Diese Vorstellung ist absurd. Die Annahme, dass die pharmazeutische Industrie oder eine andere Organisation alternative Krebstherapien unterdrücken, ist nichts weiter als eine Verschwörungstheorie.[41]

DIE FAKTEN

> Es gibt ungezählte alternative Krebstherapien.
> Die Evidenz ist in diesem Bereich ausnahmslos enttäuschend.
> Die Gefahren alternativer Krebstherapien sind enorm.
> Die Anbieter solcher Verfahren verkaufen verzweifelten Patienten falsche Hoffnung für teures Geld.
> Das Nutzen-Risiko-Verhältnis alternativer Krebstherapien ist nicht positiv.

Nebenwirkungen

Obschon die direkten Nebenwirkungen der meisten alternativen Krebstherapien vergleichsweise gering sind, stellen sie dennoch eine große Gefahr dar. Viele Patienten sind unnötig früh verstorben, weil sie statt einer konventionellen eine alternative Krebstherapie eingesetzt haben (Steve Jobs ist hier ein Paradebeispiel[42]). Mehrere Studien haben gezeigt, dass Patienten, die auf die Heilsansprüche alternativer Krebstherapien hören, ihre Überlebenszeit um etwa die Hälfte verkürzen.[43] Alternative Krebstherapien sind daher generell abzulehnen. Kommentar einer englischen Onkologin: »Die milliardenschwere alternative Gesundheitsindustrie [...] wird immer ungeschützte Patienten anziehen, die sich selbst an ganz vage Versprechen von Heilung ohne Nebenwirkung klammern. Immer wenn Geld im Spiel ist und das Heilsversprechen zu gut klingt, um wahr zu sein, sollte das Motto lauten: *caveat emptor* (möge der Käufer sich in Acht nehmen, Anm. d. Übers.).«[44]

4 ANGEWANDTE KINESIOLOGIE

In der Alternativmedizin werden viele diagnostische Verfahren eingesetzt, die in der konventionellen Medizin unbekannt sind (siehe Kasten unten).[45] Bei der angewandten Kinesiologie handelt es sich um eine solche alternative Methode zur Diagnose von Krankheiten und zur Identifizierung möglicher Behandlungen. Sie wurde 1964 von George J. Goodheart Jr. (1918–2008), einem Chiropraktiker aus den USA, entwickelt. Heute erfreut sie sich auch im deutschsprachigen Raum großer Beliebtheit.

Vor allem als Diagnoseverfahren beliebt

Der angewandten Kinesiologie liegt die Annahme zugrunde, dass man durch die manuelle Beurteilung der relativen Schwäche einer Muskelgruppe Information über den Gesundheitszustand des Patienten erhält. Zudem soll die Methode es ermöglichen herauszufinden,

ALTERNATIVE DIAGNOSEVERFAHREN

Neben der Angewandten Kinesiologie gibt es diverse weitere Diagnoseverfahren in der Alternativmedizin, zum Beispiel:

> Dunkelfeldmikroskopie des Blutes
> Haaranalyse
> Irisdiagnostik (Seite 111)
> Kirlian-Fotografie
> Pendeln

> Pulsdiagnose
> Radionik
> Vega-Test
> Wünschelrute
> Zungendiagnose

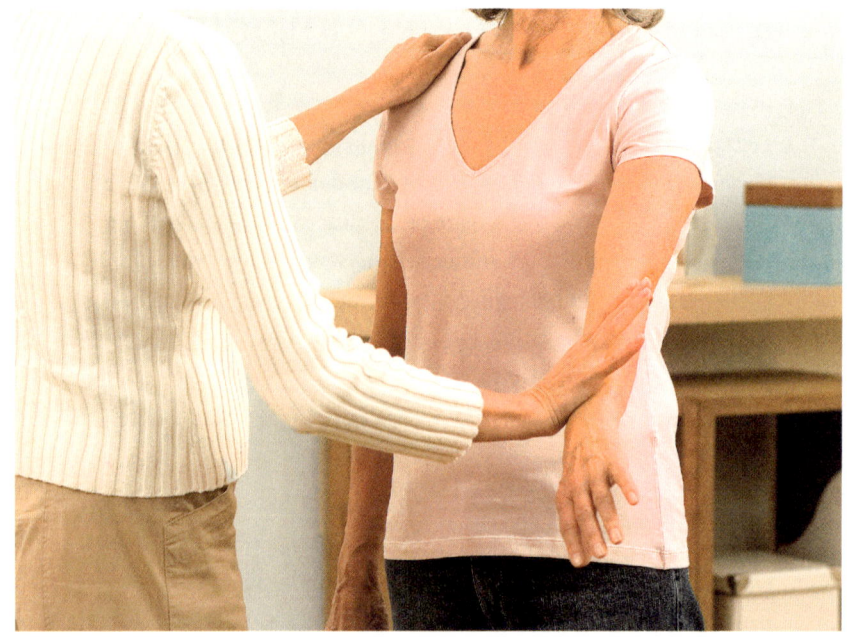

Der kinesiologische Muskeltest soll der Therapeutin Informationen über Krankheitsursachen und Behandlungsansätze vermitteln.

ob ein bestimmtes Präparat, zum Beispiel ein Homöopathikum, für den betreffenden Patienten geeignet ist oder nicht. Das *International College of Applied Kinesiology* meint dazu Folgendes: »Die Muskeltests beurteilen den Einfluss des Nervensystems auf die Gesundheit des Patienten, was dem Behandler erlaubt, in der Balance von Sinnesorganen und Bewegungsapparat die Ursache der Fehlfunktion zu finden.«[46] Die Anbieter postulieren, dass Störungen der »Balance« oder Blockaden des Energieflusses eine Muskelschwäche in den zugeordneten Muskeln verursachen. Diese Vorstellungen wurden von Goodheart sowohl im Bereich der Diagnostik als auch für therapeutische Zwecke genutzt.[47] Die Annahmen, auf denen die angewandte Kinesiologie beruht, entsprechen jedoch nicht unserem heutigen Verständnis der

Funktionsweise unseres Körpers, das heißt, sie sind aus wissenschaftlicher Sicht nicht plausibel.

Die angewandte Kinesiologie wird von Chiropraktikern, aber auch von anderen Naturheilkundlern, Ärzten, Zahnärzten, Ernährungsberatern, Physiotherapeuten, Masseuren und Krankenschwestern eingesetzt. Die Bandbreite der Erkrankungen, die mit der angewandten Kinesiologie diagnostiziert werden sollen, ist nahezu unbegrenzt.

Das Prinzip einer kinesiologischen Untersuchung besteht darin, Tonusänderungen von Muskelgruppen zu erfassen. Der »Armhaltetest« zum Beispiel wird zur Feststellung von Unverträglichkeiten oder bei Verdacht auf Allergien durchgeführt: Der Behandler schätzt zunächst die Kraft im Oberarm des Patienten ohne Allergen. Hierzu hebt der Patient den Arm seitlich bis 90 Grad an und übt einen isometrischen Widerstand gegen den Untersucher aus. Dieser versucht, den gehaltenen Arm nach unten zu drücken. Danach wird das Allergen appliziert, zum Beispiel hält der Patient es in der anderen Hand. Sodann wird die Kraft erneut überprüft. Nachlassen der Kraft soll auf eine Allergie oder Unverträglichkeit hinweisen.

Das spricht gegen diese Methode

Es stehen heute mehrere wissenschaftliche Studien über angewandte Kinesiologie zur Verfügung. Die meisten sind jedoch von schlechter Qualität und daher wenig zuverlässig.

Eine systematische Übersichtsarbeit zu diesem Thema wurde 2008 von bekannten Befürwortern der Alternativmedizin publiziert und schließt 22 Originalstudien ein. Sie kommt zu dem Schluss, dass »es keine ausreichende Evidenz für die diagnostische Validität der Kinesiologie, die Gültigkeit der Muskelreaktion und die Wirksamkeit der Kinesiologie für irgendeine Erkrankung gibt«.[48] Eine Zusammenfassung neueren Datums (2014) kommt zu einem ähnlich negativen Gesamtergebnis: »[…] die angewandte Kinesiologie hat bislang nicht

DIE FAKTEN

> In der Alternativmedizin gibt es eine Vielzahl diagnostischer Methoden.
> Die angewandte Kinesiologie wird zur Diagnose und zur Identifikation der optimalen Therapie verwendet.
> Sie beruht auf Annahmen, die wissenschaftlich nicht plausibel sind.
> Die Evidenz zeigt nicht, dass die Methode valide, ihre Wirkung also bewiesen wäre.
> Das Nutzen-Risiko-Verhältnis der angewandten Kinesiologie ist nicht positiv.

gezeigt, dass sie eine nützliche oder verlässliche Methode ist, auf der therapeutische Entscheidungen basieren könnten.«[49]

Die angewandte Kinesiologie selbst ist unbedenklich. Die Methode führt jedoch mit großer Wahrscheinlichkeit zu falsch-positiven und falsch-negativen Diagnosen, was ernste Gefahren birgt. Bei einer falsch-positiven Diagnose wird dem Patienten erklärt, dass er an einer Krankheit leidet, die er in Wirklichkeit gar nicht hat. Das führt dann in der Regel zu einer Serie unnützer Behandlungen, die natürlich kostspielig sind. Bei einer falsch-negativen Diagnose wird dem Patienten mitgeteilt, er sei gesund, während er tatsächlich an einer Erkrankung leidet. Dadurch kann wertvolle Zeit verloren gehen, bis die Krankheit erkannt und behandelt wird. Im Extremfall kann das den Patienten das Leben kosten.

5 ANTHROPOSOPHISCHE MEDIZIN

Die anthroposophische Medizin geht auf den österreichischen Esoteriker Rudolf Steiner (1861–1925) zurück, der sie in Zusammenarbeit mit der Ärztin Ita Wegman (1876–1943) entwickelte.

Auf Basis des Weltbilds von Rudolf Steiner

Das Konzept basiert auf Steiners Philosophie der Anthroposophie, auf seinen persönlichen Erfahrungen, auf okkulten Vorstellungen und mystischen Konzepten sowie auf homöopathischen Einflüssen. Steiner verfasste gemeinsam mit Wegman sein letztes Buch mit dem Titel »Grundlegendes für eine Erweiterung der Heilkunst nach geisteswissenschaftlichen Erkenntnissen«[50], das die theoretischen Grundlagen der anthroposophischen Medizin darstellt. Wegman war auch Mitbegründerin der pharmazeutischen Firma Weleda, dem heutigen Marktführer bei anthroposophischen Heilmitteln.

Die Befürworter der anthroposophischen Medizin gehen von speziellen Hypothesen aus, zum Beispiel, dass ein früheres Leben unsere gegenwärtige Gesundheit beeinflusst oder dass der Verlauf einer Krankheit durch unser »karmisches« Schicksal bestimmt wird. Diese Annahmen entbehren jeder wissenschaftlichen Grundlage. Anthroposophische Behandler sind in aller Regel medizinisch ausgebildet und wenden eine Vielzahl von Behandlungen an, zum Beispiel Massage, Eurythmie, anthroposophische Beratung und diverse anthroposophische Medikamente.

Informationen zu Rudolf Steiner

Steiner studierte Mathematik, Naturwissenschaften und Philosophie und promovierte schließlich 1891 in Rostock mit seiner Dissertation

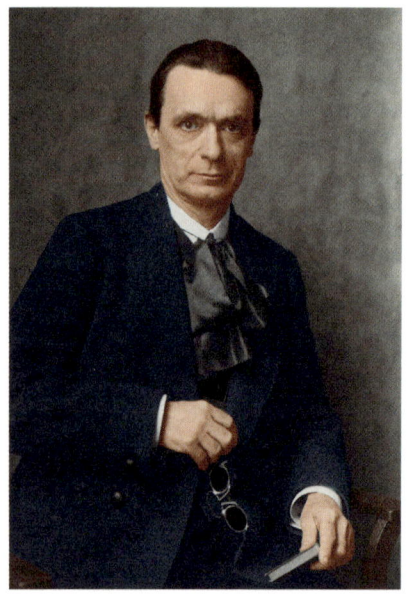

Rudolf Steiners anthroposophische Medizin gründet auf mystischen und esoterischen Erkenntnissen.

»Die Grundfrage der Erkenntnistheorie mit besonderer Rücksicht auf Fichtes Wissenschaftslehre: Prolegomena zur Verständigung des philosophierenden Bewusstseins mit sich selbst«.

Er entwickelte die Anthroposophie, eine spirituelle Weltanschauung, die nach eigenen Angaben großenteils auf hellseherischen Einblicken in geistige, »höhere« Welten beruht, die jenseits unserer physischen Welt liegen. Auf dieser Grundlage erdachte Steiner die anthroposophische Architektur, die Waldorfpädagogik, die biologisch-dynamische Landwirtschaft und die »Christengemeinschaft«, eine Bewegung der religiösen Erneuerung. Als Zentrum der Anthroposophischen Gesellschaft und Sitz der geplanten Freien Hochschule für Geisteswissenschaft erbaute Steiner von 1913 bis 1922 das Goetheanum in Dornach bei Basel. Zwischen dem 21. März und dem 9. April 1920 leitete Steiner dort einen Ärztekurs; dieser gilt als die Geburtsstunde der anthroposophischen Medizin.

Anthroposophische Arzneimittel

Heute gibt es mehr als 1300 anthroposophische Arzneimittel auf dem Markt; in Deutschland werden mit ihnen jährlich etwa 60 Millionen Euro umgesetzt. Sie sind in Deutschland von dem für andere Medikamente obligaten Wirksamkeitsnachweis befreit, nicht verschreibungspflichtig und müssen vom Patienten meist selbst bezahlt werden.

Anthroposophische Arzneimittel können mineralische, metallische, pflanzliche oder tierische Substanzen enthalten. Sie basieren auf der Vorstellung, dass zwischen dem menschlichen Organismus und den Naturprozessen in der mineralischen, pflanzlichen und tierischen Welt eine evolutionäre Verwandtschaft besteht.

Dementsprechend gelten bestimmte Regeln bezüglich der Kultivierung und Herstellung, die spezifische Heilkräfte eines natürlichen Stoffes betonen sollen, damit ein spezifisches therapeutisches Ziel erreicht werden kann. Die Vorgeschichte der Inhaltsstoffe anthroposophischer Mittel kann aus anthroposophischer Sicht bedeutender sein als ihre stoffliche Zusammensetzung.

Die meisten anthroposophischen Arzneien sind, so wie homöopathische Mittel auch, hoch verdünnt, und viele werden zudem auch potenziert (siehe Seite 106). Sie werden aber normalerweise nicht nach dem Simile-Prinzip verschrieben. Das bei Weitem bekannteste anthroposophische Heilmittel ist der fermentierte Mistelextrakt, der unter dem Handelsnamen »Iscador« gegen Krebs beworben wird; ein überzeugender Wirksamkeitsnachweis hierzu steht aus (siehe Seite 66). Auch die meisten anderen anthroposophischen Heilmittel sind nicht durch fundierte Evidenz belegt.[51]

Eurythmie

Die Eurythmie besteht aus einer Reihe von spezifischen Bewegungen, die von Steiner zusammen mit Marie von Sievers (1867–1948), seiner zweiten Frau, entwickelt wurden. Die Eurythmie soll kognitive, emotionale und willentliche Elemente integrieren und die Aufmerksamkeit des Patienten auf seine »Intentionalität« fokussieren. Befürworter der Eurythmie glauben, dass sie ermöglicht, einen Zusammenhang zwischen innerer und äußerer Aktivität zu erleben. Die Heilsversprechen reichen von der Stressbewältigung bis zur Schmerzkontrolle. Verlässliche Studien zur Eurythmie liegen jedoch derzeit nicht vor.

Das spricht gegen diese Methode

Obschon sie oft als sanft und gefahrlos angesehen wird, besteht bei der anthroposophischen Medizin die Gefahr, in den esoterischen und mystischen Bereich des Steinerkults hineingezogen zu werden, was das rationale Denken untergraben und zur Wissenschaftsleugnung führen kann. Wichtiger erscheint jedoch, dass manche Anthroposophen von vielen konventionellen Behandlungen abraten. Ihre ablehnende Haltung gegenüber dem Impfen ist beispielsweise gut dokumentiert;[52] sie richtet sowohl auf individueller als auch auf gesellschaftlicher Ebene erheblichen Schaden an.

DIE FAKTEN

> Die anthroposophische Medizin ist eine Heilkunst, die vom Mystizismus geprägt ist und auf illusionären Annahmen beruht. Dies kann eine rationale, wissenschaftliche Denkweise behindern.

> Die allermeisten Therapieformen der anthroposophischen Medizin sind nicht evidenzbasiert.

> Indirekter Schaden kann vor allem dadurch entstehen, dass der Zugang zu effektiven Behandlungsweisen erschwert wird.

> Das Nutzen-Risiko-Verhältnis der anthroposophischen Medizin ist nicht positiv.

6 ANTI-AGING

Das Älterwerden gefällt den wenigsten. Dennoch ist es natürlich und unvermeidbar. In der konventionellen Forschung wird intensiv daran gearbeitet, die Prozesse, die dem Altern zugrunde liegen, zu verstehen und zu beeinflussen.[53] Von einer Verhinderung oder nennenswerten Verzögerung des Alterns sind wir derzeit jedoch noch weit entfernt.

Ein florierender Markt

Dessen ungeachtet hat sich eine lukrative Industrie etabliert, die eine Vielzahl von alternativen Verfahren als potente Anti-Aging-Therapien anbietet. »Anti-Aging«-Praktiker aller Art versprechen ihren Klienten, dass sie so aussehen, sich so fühlen und so handeln könnten wie in jungen Jahren. Anti-Aging-Behandlungen werden geschickt vermarktet und in Selbsthilfebüchern, populären Medien, von Prominenten und so weiter intensiv beworben: »Während die Anzahl der Lebensjahre natürlich unbeeinflussbar voranschreitet, hat man das biologische Alter durchaus in der Hand [...]«[54] Wer könnte da widerstehen? Heute ist die Anti-Aging-Industrie weitgehend unkontrolliert zu einem Multimilliarden-Geschäft herangewachsen.[55] Die Zuwachsraten sind beeindruckend: Während der Umsatz im Jahr 2017 weltweit rund 90 Millionen US-Dollar betrug, wird prognostiziert, dass diese Zahl 2022 bei 200 Millionen liegen wird.[56]

Viele Versprechungen ohne Belege

Tatsächlich ist es nicht einfach, eine alternative Behandlungsweise zu benennen, deren Vertreter nicht auch behaupten, sie habe Anti-Aging-Effekte. Die spezifischen Versprechungen, die im Rahmen der Anti-Aging-Bewegung gemacht werden, sind ebenso vielfältig wie die Behandlungsweisen:

- Gefühl von Vitalität und Verjüngung
- jünger aussehen
- bessere Konzentration und geistige Leistungsfähigkeit
- längeres Leben
- verbesserte Lebensqualität
- bessere körperliche Leistungsfähigkeit
- mehr Haare auf dem Kopf
- erhöhte Libido

Das spricht gegen diese Methoden

Die Belege für die Wirksamkeit alternativer Anti-Aging-Therapien sind in den meisten Fällen negativ oder ganz einfach nicht vorhanden. Eine systematische Übersichtsarbeit über pflanzliche, äußerlich anzu-

THERAPIEVARIANTEN

Die Bandbreite des Angebots ist enorm. Hier ein paar Beispiele für Verfahren, die als Anti-Aging-Therapien angepriesen werden:

- Antioxidanzien
- Akupunktur
- Ayurvedische Medizin
- Chelat-Therapie (siehe Seite 88)
- Detox (siehe Seite 95)
- fermentierte Nahrungsmittel
- Geistheilung (siehe Seite 121)
- Hypnotherapie (siehe Seite 156)
- Meditation
- Orthomolekulare Medizin
- Paida
- Phytotherapie (siehe Seite 30)
- Qigong
- Reiki
- Shiatsu
- Tai-Chi (siehe Seite 187)
- Traditionelle Chinesische Medizin
- Transzendentale Meditation
- Yoga (siehe Seite 196)

DIE FAKTEN

> Derzeit existiert ein Boom alternativer Anti-Aging-Therapien.
> Keine dieser Behandlungsformen ist nachgewiesenermaßen effektiv.
> Keine ist nebenwirkungsfrei.
> Die Geldmittel, die für Anti-Aging verschwendet werden, sind phänomenal.
> Das Nutzen-Risiko-Verhältnis alternativer Anti-Aging-Therapien ist nicht positiv.

wendende Anti-Aging-Mittel umfasste beispielsweise 10 klinische Studien. Einige davon ergaben Hinweise auf eine mögliche Verringerung der Hautfaltenbildung, aber die Untersuchungen waren methodisch schwach, es fehlten unabhängige Replikationen (also Überprüfungen durch andere Arbeitsgruppen), und es wurden nur kleine, kurz anhaltende Effekte von fraglicher klinischer Relevanz beobachtet.[57]

Ein weiteres Beispiel ist eine Zusammenfassung der Evidenz von chinesischen Kräutermitteln, die zwar antioxidative, antientzündliche und neuroprotektive (Nervenzellen schützende) Effekte deklarierte, aber keine klinischen Studien aufweisen konnte, die solche Wirkungen am Patienten belegen würden.[58]

Die Risiken von Anti-Aging-Behandlungen hängen natürlich von der Art der Therapie ab. Im Gegensatz zu dem, was oft behauptet wird, ist keine der Anti-Aging-Therapien völlig risikofrei, und einige können sogar ernsthafte Schäden verursachen. Zum Beispiel können pflanzliche Mittel Giftstoffe enthalten oder mit synthetischen Arzneimitteln interagieren.[59] Da die meisten Anti-Aging-Therapien zudem kostspielig sind, muss natürlich auch der Schaden für das Bankkonto des Verbrauchers berücksichtigt werden.

7 BACH-BLÜTEN-THERAPIE

Diese Therapieform wurde in den 1920er-Jahren von Dr. Edward Bach (1886–1936) entwickelt. Bach war ein englischer Arzt und Forscher, der im Londoner Homöopathischen Krankenhaus gearbeitet und Nosoden (homöopathisch aufbereitete Mittel) aus Darmbakterien entwickelt hatte. Diese Mittel blieben jedoch Exoten unter den homöopathischen Arzneistoffen. Seine Bach-Blüten, die er ab 1930 entwickelte, wurden dagegen in der ganzen Welt beliebt.

Von der Homöopathie inspiriert

Die Bach-Blüten-Therapie ist eindeutig von den Prinzipien der Homöopathie inspiriert. Wie in der Homöopathie werden die Mittel so stark verdünnt, dass sie keine ausreichende Anzahl pharmakologisch aktiver Moleküle enthalten, um nach wissenschaftlichen Kriterien irgendwelche Wirkungen verursachen zu können.

Die Bach-Blüten-Therapie folgt jedoch nicht dem obersten Gebot der Homöopathie, Ähnliches mit Ähnlichem zu heilen (siehe Seite 106). Die Experten sind sich daher einig: Die Bach-Blüten-Therapie ist keine homöopathische Behandlungsweise.

Bach-Blüten werden hergestellt, indem man die frisch gepflückten Blumen oder Pflanzenteile in Wasser legt. Danach wird das Wasser mit Alkohol gemischt, abgefüllt und als Bach-Blüten verkauft.

Bach entwickelte 38 verschiedene Mittel, von denen jedes einem emotionalen Zustand entsprechen soll. Er glaubte, diese Zustände als die Ursachen der meisten Erkrankungen erkannt zu haben. »Hinter jeder Erkrankung liegen unsere Ängste, unsere Gewinnsucht, unsere Vorlieben und Abneigungen«, schrieb er.

Die Wirkungsweise der Bachblüten können selbst ihre Anhänger nicht rational erklären. Analytisch bestehen die Essenzen nur aus Wasser

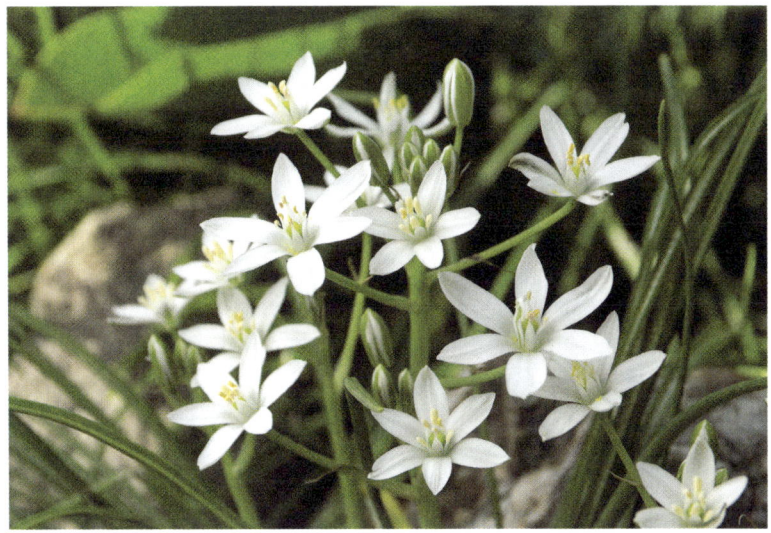

Star of Bethlehem (Doldiger Milchstern) ist Bestandteil der Rescue-Tropfen und soll nach traumatischen Erlebnissen »Trost und Licht« spenden.

und Alkohol. Befürworter der Methode meinen jedoch, dass die Essenzen ihre Wirkungen nicht vermittels pharmakologischer Prinzipien entfalten, sondern durch »feinstoffliche Schwingungen«, die von der Pflanze auf die Essenz übergegangen sind.

Das spricht gegen diese Methode

Die beliebten »Rescue-Tropfen« sind ein Kombinationspräparat aus fünf verschiedenen Bach-Blüten und sollen speziell gegen Ängstlichkeit und Stress wirken. Wir haben diese Aussage einmal in einer randomisierten Doppelblindstudie überprüft.[60] Hierzu rekrutierten wir 100 Studenten mit Examensstress, die entweder das Verum (das echte Mittel) oder ein Placebo einnehmen sollten. Der Stress wurde mit einer validierten, also nachweislich geeigneten Methode vor und nach der Einnahme bestimmt. Die Daten zeigen keine Differenzen bezüglich des subjektiven Stresslevels.

DIE FAKTEN

> Bach-Blüten-Therapie ist sehr beliebt.
> Die Mittel enthalten keine relevanten Konzentrationen pharmakologisch aktiver Inhaltsstoffe, und die Therapie ist daher aus wissenschaftlicher Sicht nicht plausibel.
> Eine Gesamtschau aller klinischen Studien zeigt keine Wirksamkeit.
> Die Kosten einer Langzeittherapie können beträchtlich sein.
> Das Nutzen-Risiko-Verhältnis der Bach-Blüten-Therapie ist nicht positiv.

Es gibt nur wenige weitere klinische Studien zu Bach-Blüten. Ihre Ergebnisse zeigen nicht, dass sie über Placebo hinaus wirksam sind. Eine systematische Übersichtsarbeit aller sieben Studien, die bis 2010 vorlagen, kam zu dem Schluss, dass »die zuverlässigsten klinischen Studien keine Unterschiede zwischen Blüten-Mitteln und Placebos zeigen«.[61] Seither sind keine weiteren belastbaren Studien mehr publiziert worden.

Da sie außer Alkohol keine pharmakologisch aktiven Moleküle enthalten, sind Bach-Blüten per se eher unbedenklich. Die Gefahr besteht jedoch darin, dass sie bei ernsten Erkrankungen eingesetzt werden und so eine effektive Therapie verhindern oder verzögern. Wenn zum Beispiel unter der Bach-Blüten-Therapie bei einem unerkannten ernsten Leiden eine temporäre (zum Beispiel placebobedingte) Besserung eintritt, kann aus einem potenziell heilbaren Leiden rasch eine unheilbare Krankheit werden. Zudem können die unerwünschten Wirkungen auf den Geldbeutel des Patienten beträchtlich sein.

8 CEASE

CEASE steht für *Complete Elimination of Autistic Spectrum Expression,* was so viel bedeutet wie: vollständige Heilung von Autismus. Ein Deutscher Therapeut definiert CEASE wie folgt: »Die CEASE-Therapie ist eine Behandlungsform nicht nur bei Autismus, welche die Wirksamkeit der klassischen Homöopathie wie auch anderer Therapien sinnvoll ergänzt.«[62]

Detox bei Autismus

CEASE wurde von dem Holländer Dr. Tinus Smits (1946–2010) erfunden. Smits hatte viele Jahre als Laienhomöopath praktiziert, bevor er Medizin studierte und Arzt wurde. Er war überzeugt davon, dass Autismus durch toxische Stoffe im Körper des Patienten verursacht werde. In rund 70 Prozent aller Fälle sind laut Smits Impfstoffe und in etwa 25 Prozent andere Medikamente oder andere toxische Substanzen die Ursache.[63] Der homöopathischen Logik folgend, meinte Smits, dass Autismus durch die Gabe homöopathischer Dosen der vermeintlich krankmachenden Substanzen geheilt werden könne.

Es soll jedoch angemerkt werden, dass CEASE keine Homöopathie ist, da diese Therapie nicht dem wichtigsten Dogma der Homöopathie – Ähnliches soll mit Ähnlichem geheilt werden – folgt. Bestenfalls handelt es sich hier darum, dass Gleiches mit Gleichem geheilt werden soll, was dem Prinzip der *Isopathie* entspricht: Hier werden krankmachende Stoffe, etwa ein Pollen, der Heuschnupfen auslöst, homöopathisch verdünnt und wie ein Homöopathikum verabreicht. Ein Homöopath würde dem Patienten eher ein Präparat aus Zwiebel geben, die ähnliche Symptome wie Heuschnupfen verursacht.

Während einer CEASE-Behandlung werden Schritt für Schritt alle vermuteten Ursachen des Autismus mit entsprechenden homöopathisch zubereiteten Substanzen »entgiftet«. Smits und seine Anhänger glauben, so das energetische Feld des Patienten von dem Einfluss der toxische Substanzen zu befreien. Zusätzlich werden meist orthomolekulare Nahrungsergänzungsstoffe verschrieben. Smits selbst behauptete, er habe über 300 Kinder mit CEASE vom Autismus geheilt.

Die allermeisten CEASE-Therapeuten sind Homöopathen, die in einem 3- bis 5-tägigen Kurs ihre Zertifizierung erhalten haben.[64] Weltweit soll es inzwischen mehr als 200 CEASE-Therapeuten geben, und CEASE wird derzeit auch im deutschsprachigen Raum populär.[62]

Das spricht gegen diese Methode

Die Annahmen, auf denen CEASE beruht, entbehren jeder rationalen Grundlage. Weder Smits noch seine Anhänger haben jemals eine wissenschaftliche Überprüfung von CEASE unternommen. Bis heute existieren daher zu dieser Therapie keine aussagekräftigen klinischen

AUTISMUS-SPEKTRUM-STÖRUNG

Autismus ist eine vielgestaltige neurologische Entwicklungsstörung. Typische Symptome sind Schwierigkeiten bei Interaktionen mit anderen Menschen, repetitive Verhaltensmuster, rigide Denkmuster, intellektuelle Behinderung, verzögerte Sprachentwicklung, begrenzte Interessen und Aktivitäten, große Empfindlichkeit gegenüber sensorischen Reizen wie Geräusche, Gerüche, Berührungen, Schmerz, Temperatur.

Zur Diagnose werden die Entwicklungsgeschichte, Verhaltensbeobachtung und der Krankheitsverlauf herangezogen. Etablierte biologische Marker gibt es keine, die Ursachen sind noch nicht geklärt. Bislang ist auch keine kurative Behandlung bekannt. Die symptomatische Therapie zielt darauf ab, die Kommunikation und Interaktion zu verbessern.

DIE FAKTEN

> CEASE ist eine von der Homöopathie inspirierte Behandlungsweise, die hauptsächlich gegen Autismus eingesetzt wird.
> Sie basiert auf Annahmen, die wissenschaftlich unhaltbar sind.
> Es existieren bis heute keine Wirksamkeitsnachweise für CEASE.
> CEASE-Therapeuten sind ausgesprochene Impfgegner.
> Das Nutzen-Risiko-Verhältnis von CEASE ist nicht positiv.

Studien. Mit anderen Worten: Es gibt keine Evidenz dafür, dass CEASE eine effektive Behandlungsform des Autismus oder irgendeiner anderen Erkrankung sei.

In einigen Ländern haben die Behörden klare Stellungnahmen gegen CEASE abgegeben. *Homeopathy International* (HINT), eine Londoner Lobby-Gruppe, hat daraufhin allen CEASE-Behandlern empfohlen, die Therapie in »EASE« *(Easing Autistic Spectrum Expression)* umzubenennen (engl. *easing* = Abschwächung, Linderung). Aus einem Brief von HINT an alle (C)EASE-Behandler im Mai 2019: »HINT […] empfiehlt, dass Sie den Namen CEASE nicht mehr verwenden, sondern in EASE umtauschen, was bedenkenlos für ›*Easing Autistic Spectrum Expression*‹ stehen kann, wenn Sie das so wollen. EASE […] lässt sich leicht erklären und kann genau wie zuvor verstanden werden, ist aber rechtlich unanfechtbar […] wir sind besorgt, dass uns ansonsten drakonische Rechtsprechung blüht […].«[65]

CEASE ist vor allem deswegen bedenklich, weil die Behandler auch explizite Impfgegner sind (da sie glauben, dass Impfen Autismus verursacht, ist diese Einstellung aus ihrer Sicht verständlich) – diese Haltung bedroht die Volksgesundheit. Zudem ist die Therapie meist langwierig und somit teuer.

9 CHELAT-THERAPIE

In der konventionellen Medizin ist die Chelat-Therapie – also die Behandlung mit Mitteln, die Metallmoleküle im Körper binden können – eine etablierte, evidenzbasierte und potenziell lebensrettende Behandlung bestimmter Vergiftungen, zum Beispiel von Schwermetall-Intoxikationen.[66] In der Alternativmedizin wird sie dagegen bei allen möglichen Erkrankungen und zur »Entschlackung« eingesetzt.

EDTA zur Entschlackung und Entgiftung

Bei der Chelat-Therapie wird den Patienten intravenös Äthylendiamintetraessigsäure (EDTA) injiziert (deshalb spricht man auch häufig von der »EDTA-Chelat-Therapie«). Diese Chemikalie bindet Kalzium und verhindert so die Blutgerinnung.

Der Gedanke war ursprünglich, dass durch die Kalziumbindung verengte Arterien »entkalkt« werden. Lange Zeit wurde die Chelat-Therapie daher auch mit dem Slogan »Rohrfrei für die Arterien« beworben. Schon seit vielen Jahren steht jedoch fest, dass diese Vorstellung unrichtig ist.

Eine neuere Theorie besagt, dass Metalle und Umweltgifte im Körper unerwünschte Wirkungen von freien Radikalen und damit den Alterungsprozess begünstigen, und dass diese Prozesse mittels Chelat-Therapie aufzuhalten sind. Auch diese Annahme ist bislang nicht belegt. Anbieter werben dennoch häufig für die Therapie, indem sie versuchen, die Gefahr von Vergiftungen hochzuspielen; ein Beispiel: »Chronisch krank durch schleichende Vergiftung! Leider ist in unserer industriellen Gesellschaft niemand mehr giftfrei! Allein durch Auto- und Industrieabgase gelangen täglich gefährliche Stoffe in unseren Körper. Aber auch andere Gifte belasten unseren Körper und schaden nachweislich unserer Gesundheit. Schwermetalle aus Zahnfüllungen

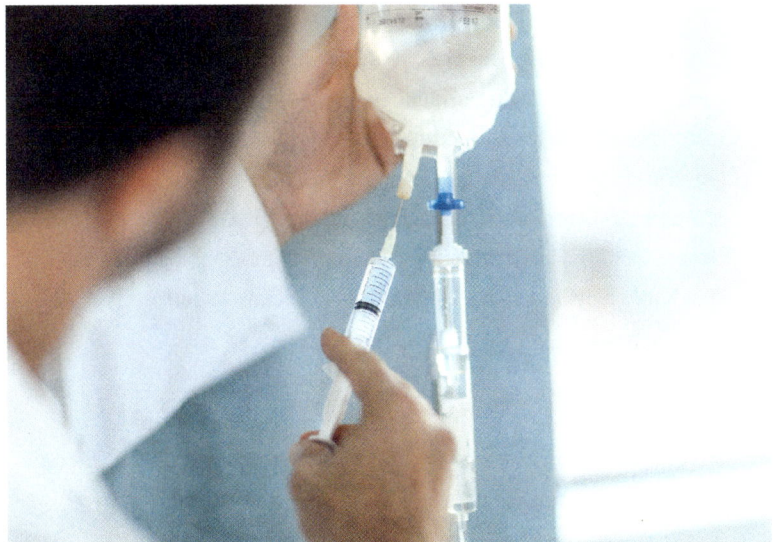

Bei einer Chelat-Therapie verabreicht der Arzt EDTA-Infusionen mit dem Ziel, den Körper von schädlichen Stoffen zu reinigen.

und Impfstoffen, Pestizide in Obst und Gemüse aus konventionellem Anbau, Chemikalien in Reinigungsmittel, Kosmetika, Kleidung und Wohntextilien. Die Liste ist lang […].«[67]

In Deutschland wird die Chelat-Therapie sowohl von alternativ ausgerichteten Ärzten als auch von Heilpraktikern angeboten. Sie empfehlen die Chelat-Therapie bei einer Vielzahl von Erkrankungen. Die Deutsche Akademie für Chelat-Therapie behauptet zum Beispiel Folgendes: »Die EDTA-Chelat-Therapie eröffnet neue Wege in der Behandlung degenerativer Gefäßerkrankungen und bietet oft eine Alternative zu Bypass-Operation und Amputation. ›Nach der Bypassoperation ist vor der Bypassoperation.‹ Bypässe und Stents können sich wieder verschließen – Chelat-Therapie hilft dabei, sie offen zu halten und dadurch die Erfolge der Eingriffe zu erhalten. – Weiterhin kann die Chelat-Therapie bei einer Reihe anderer Erkrankungen hilfreich sein, welche durch

Metalle bzw. ›Freie Radikale‹ im Körper gefördert werden. Metalle könnten die Bildung von Freien Radikalen begünstigen. – Erkrankungen, welche auch in Zusammenhang mit Metallbelastungen und freien Radikalen gebracht werden, sind zum Beispiel: Morbus Alzheimer, Morbus Parkinson, Multiple Sklerose, ALS, Krebsentstehung [...].«[68] Andere Anbieter haben oft noch wesentlich umfangreichere Indikationslisten, und es ist tatsächlich kaum möglich, ein Symptom oder ein Krankheitsbild zu finden, für das die Chelat-Therapie nicht hilfreich sein soll.

Anwendungsbereiche

Für folgende Beschwerden und Krankheiten wird die Chelat-Therapie zum Beispiel empfohlen:

- Allergien
- Arteriosklerose und Folge-
  erkrankungen
- Asthma
- Burn-out
- Chronisches Müdigkeits-
  syndrom
- Demenz
- Erektionsschwäche
- Fibromyalgie
- kindliche Wachstums-
  störungen
- koronare Herzkrankheit
- Krebs
- Magen-Darm-Erkrankungen
  wie Morbus Crohn und
  Colitis ulcerosa
- Multiple Sklerose
- Neurodermitis
- unerfüllter Kinderwunsch
- Vergiftungen
- vorzeitiges Altern

Das spricht gegen diese Methode

Diese Heilsversprechen sind wenig plausibel und nicht evidenzbasiert. Umfangreiche Studien stehen nur für Herz-Kreislauf-Indikationen zur Verfügung. Mehrere systematische Übersichtsarbeiten haben in den

DIE FAKTEN

> Bei der Chelat-Therapie wird die Chemikalie EDTA in eine Vene infundiert. Dies kann zu ernsten Zwischenfällen führen.
> Die Wirksamkeit der Chelat-Therapie, so wie sie von alternativen Behandlern eingesetzt wird, ist unbewiesen.
> Die Therapie erfolgt in oft langen Behandlungsserien und ist nicht billig.
> Das Nutzen-Risiko-Verhältnis der Chelat-Therapie ist nicht positiv.

Jahren 2000, 2006 und 2020 die zur Verfügung stehenden klinischen Studien zusammengefasst und kamen zu einheitlich negativen Schlussfolgerungen, zum Beispiel:

- »Derzeit ist die Evidenz unzureichend, um die Wirksamkeit der Chelat-Therapie bei der Behandlung von Herz-Kreislauf-Krankheiten zu benennen.«[69]
- »Angesichts des Potenzials der Chelat-Therapie, schwere unerwünschte Wirkungen zu verursachen, sollte diese Behandlung jetzt als veraltet angesehen werden.«[70]
- »Die verfügbaren Daten unterstützen den Einsatz von Chelat-Bildnern bei Herz-Kreislauf-Erkrankungen nicht.«[71]

Die Chelat-Therapie kann den Elektrolytgehalt im Blut akut reduzieren, was zu ernsthaften Zwischenfällen, zum Beispiel Herzrhythmusstörungen, führen kann. Es wurde über mehrere Todesfälle berichtet.[72]

Zudem ist die Chelat-Therapie teuer; oft betragen die Kosten für eine Behandlungsserie mehrere 10 000 Euro.

10 COLON-HYDRO-THERAPIE

Die Colon-Hydro-Therapie (oder Colon-Therapie) ist ein Verfahren zur Darmreinigung mithilfe von Einläufen. Die Behandlungsweise hat eine lange Tradition, denn sie wurde bereits in verschiedenen antiken Kulturen eingesetzt. In der europäischen Tradition der Säftelehre zum Beispiel nahm man an, dass Einläufe ein Ungleichgewicht der Säfte positiv beeinflussen und so die Gesundheit wiederherstellen könnten.[73]

Einläufe als ausleitendes Verfahren

Die moderne Colon-Therapie ist eine Weiterentwicklung der »sub-aqualen Darmbäder«, die der Wiener Arzt Anton Brosch propagierte. 1912 entwickelte er eine Einlaufvorrichtung, mit der sich Darmspü-lungen in einer Badewanne durchführen ließen. Der Tropenmediziner

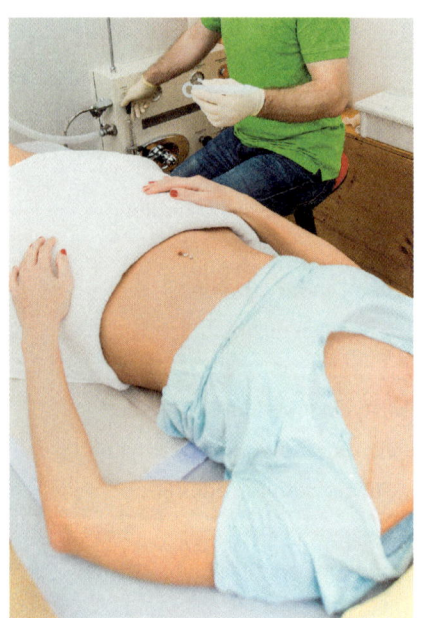

Prof. Gottlieb Olpp verbesserte 1922 diese Apparatur und nannte sie kurz »Sudabad«. Ende der 1920er-Jahre stellte eine Pforzheimer Firma das »Stuhl-Darm-Bad« (Stu-Da-Bad) her, ein Gerät für Trockendarmbä-der. Um 1940 waren in Deutsch-land etwa 400 Apparate zur Colon-Therapie in Gebrauch Heute ist die Colon-Therapie wieder zu einer beliebten alter-

Mithilfe einer speziellen Apparatur wird der Darm wiederholt gespült, was Giftstoffe ausleiten soll.

nativen Behandlungsweise geworden und wird von Naturheilkundlern unter anderem als ausleitendes Verfahren geschätzt, das Schlacken aus dem Körpers eliminieren soll (siehe Seite 95).

Die Behandlung besteht darin, bis zu 10 Liter warmes oder wechselwarmes Wasser, mit oder ohne Zusätze, rektal in den Dickdarm zu leiten. So soll der Darm vollständig entleert und von Toxinen und anderen Schadstoffen befreit werden. Eine komplette Behandlungsserie besteht meist aus rund einem Dutzend Sitzungen.

Die heute überholte Theorie der »Autointoxikation« besagt, dass Abfallprodukte im Darm den Körper vergiften können und zu vielen, wenn nicht allen Krankheiten beitragen.[73] Die Colon-Hydro-Therapie soll diese Abfallprodukte eliminieren.[73, 74]

Anwendungsbereiche

Heute wird sie von alternativen Behandlern für eine erstaunliche Bandbreite an Indikationen empfohlen:[74, 75]

- Akne
- Alkoholismus
- Allergien
- Arthritis
- Asthma
- Blähungen
- Bluthochdruck
- Colitis
- Depressionen
- Gelenkbeschwerden
- Hautprobleme
- Hypercholesterinämie (erhöhter Cholesterinspiegel)
- Infektionsanfälligkeit
- Konstipation (Darmträgheit)

- Konzentrationsverlust
- Kopfschmerzen
- Leberinsuffizienz
- Migräne
- Müdigkeit
- Mundgeruch
- Neurodermitis
- Parasitenbefall
- Pilzbefall
- psychische Störungen
- rheumatoide Arthritis
- Rückenschmerzen
- Schlaflosigkeit
- Sinusitis
- Verdauungsstörungen

DIE FAKTEN

> Die Colon-Hydro-Therapie hat eine lange Tradition.
> Sie beruht auf überholten Vorstellungen.
> Ihre Wirksamkeit ist nicht belegt.
> Nebenwirkungen und Komplikationen sind dokumentiert.
> Das Nutzen-Risiko-Verhältnis der Therapie ist nicht positiv.

Das spricht gegen diese Methode

Es gibt keine Belege dafür, dass diese Heilsversprechen auf mehr als reinem Wunschdenken beruhen. Kontrollierte Studien zu den zuvor genannten Indikationen stehen bisher nicht zur Verfügung. Die geringe Gewichtsabnahme unmittelbar nach der Behandlung ist auf die Entleerung des Darminhalts zurückzuführen und nur sehr kurzlebig.

In einer systematischen Übersichtsarbeit wurden die Internetseiten von sechs Berufsorganisationen der Colon-Therapeuten ausgewertet, indem alle dort genannten therapeutischen Behauptungen extrahiert wurden. Der Review kam zu dem Schluss, dass die therapeutischen Ansprüche der Berufsverbände der Colon-Therapeuten die Patienten in die Irre führen.[74]

Auch wenn oft behauptet wird, dass die Colon-Hydro-Therapie unbedenklich sei, sind doch ernsthafte Nebenwirkungen, zum Beispiel Perforationen des Dickdarms oder schwere Elektrolytmängel, beschrieben worden.[73] Das Internetportal »IGeL-Monitor«, das individuelle Gesundheitsleistungen bei Ärzten bewertet, stufte die Colon-Hydro-Therapie 2012 als »negativ« ein.[75]

11 ENTSCHLACKUNG/DETOX

Der Begriff »Entschlackung« stammt von Otto Buchinger (1878–1966), der eine spezielle Form des Heilfastens propagierte. Die Termini »Detox« (engl. *Detoxification*, Entgiftung) und »Entschlackung« dienen in der Alternativmedizin weitgehend synonym als Oberbegriffe für eine Vielzahl von sogenannten ausleitenden Verfahren, die den Körper entgiften sollen (in der konventionellen Medizin bezeichnet Detox hingegen meist Behandlungen, die Drogenabhängige entwöhnen sollen).

Ausleitung von Giftstoffen

Die Annahme, dass unser Körper voller gesundheitsbedrohlicher Giftstoffe sei, hat eine lange Tradition und ist heute in allen Bereichen der alternativen Medizin verbreitet. Diese Giftstoffe stammen laut Detox-Anbietern aus dem körpereigenen Stoffwechsel, aus der Umwelt,

Detox verbinden heute viele zuerst mit Smoothies und Diät, aber es werden auch zahlreiche Präparate und Verfahren zur Entgiftung angeboten.

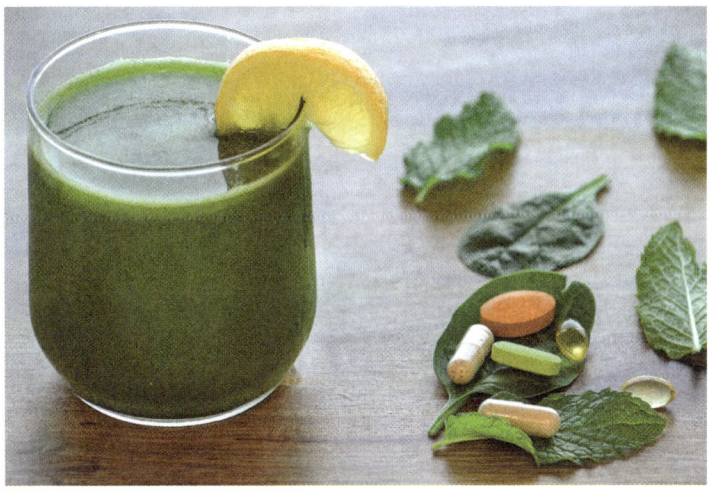

DETOX-VARIANTEN

Die Art der zur Entschlackung eingesetzten Therapien ist sehr unterschiedlich. In der Tat ist es nicht leicht, eine alternative Behandlung zu finden, die nicht auch entgiftend wirken soll. Hier einige der beliebtesten alternativen Entschlackungsverfahren:

> diverse Abführmittel, zum Beispiel Rizinusöl
> Cantharidenpflaster
> Darmspülungen
> diverse Diäten
> energetische Therapien
> Homöopathika
> Narconon-Programm der Scientology
> pflanzliche Präparate
> Schröpfen
> Schwitzkuren

aus verschriebenen Medikamenten oder aus unserer Nahrung. Des Weiteren wird postuliert, dass die ausleitenden Verfahren dem Körper helfen, diese Giftstoffe zu eliminieren, und so die Gesundheit wiederherstellen würden.

Die Natur der fraglichen Giftstoffe wird von Detox-Befürwortern kaum jemals genau benannt. Daher ist es nicht leicht zu testen, ob die vermeintlich entgiftenden Behandlungen auch tatsächlich die Konzentration dieser Substanzen im Körper vermindert.

Befürworter des Entschlackens sind oft der Meinung, dass die konventionelle Medizin diese Aspekte sträflich vernachlässigt. Der Heilpraktiker René Gräber schreibt: »Und warum erzählt Ihnen der Arzt das nicht? Ich biete Ihnen dafür zwei Gründe an:

Erstens: Er weiß es nicht und hat sich noch nie damit beschäftigt. Dazu müssen Sie wissen, dass an der Universität über Krankheiten und Symptome gelehrt wird – und nichts zu Gesundheit oder wie der Mensch gesund bleibt [...]. Zweitens: Ihr Arzt weiß es, sagt es Ihnen aber nicht; dazu müsste er sich ja mit Ihnen unterhalten – und das braucht Zeit. Zeit, die der Arzt nicht bezahlt bekommt. Zudem müsste er sich eventuell auf eine Diskussion mit Ihnen einlassen – so etwas kostet Ihren Arzt nur Nerven […].«[76]

Anwendungsbereiche

Laut Befürwortern ist eine Entschlackung bei sehr vielen unspezifischen Beschwerden hilfreich:[77]

- Müdigkeit
- Erschöpfung
- Leistungsabfall
- Konzentrationsprobleme
- Antriebslosigkeit
- Verstimmtheit
- Traurigkeit
- Depressionen
- Gereiztheit
- Aggressivität
- Pickel, Mitesser
- Hautirritationen
- trockenere Haut
- fettigere Haut
- Verstopfung
- Blähungen
- Durchfall
- Verspannungen
- Kopfschmerzen
- undefinierbare Rückenschmerzen
- andere chronische Schmerzen
- Muskelschmerzen
- Gelenkbeschwerden
- Rheuma
- Arthritis

Im Prinzip laufen solche Listen darauf hinaus, dass eigentlich jeder Mensch regelmäßiger Entschlackungskuren bedarf.

Das spricht gegen diese Methoden

Natürlich ist die Annahme, dass sich Giftstoffe im Körper anhäufen können, grundsätzlich nicht falsch. Allerdings wird dies von Detox-Befürwortern meist maßlos übertrieben. Die Behauptung, dass ausleitende Verfahren die Giftstoffe aus dem Körper wirksam eliminieren, ist jedoch unbewiesen. Unser Körper verfügt über höchst potente Mechanismen und Organe – zum Beispiel Magen/Darm, Leber, Lunge, Nieren, Haut – um dieses Ziel aus eigener Kraft zu erreichen. Bis heute gibt es keine gute Evidenz dafür, dass die angepriesenen Verfahren Toxine eliminieren und so irgendwelche Symptome bessern können (vielleicht mit Ausnahme des echten Fastens[78]). Eine Übersichtsarbeit kam zu dem Schluss, dass »alternative Detox-Behandlungen Unternehmern ein gutes Einkommen verschaffen, dass sie jedoch das Potenzial haben, Patienten und Verbrauchern zu schaden«.[79]

Die direkten Gefahren des Detox hängen von der Natur des eingesetzten Verfahrens ab, von denen die meisten nicht frei von Nebenwirkungen sind. Zum Beispiel können Cantharidenpflaster oder blutiges Schröpfen hässliche Narben hinterlassen oder pflanzliche Mittel mit anderen Medikamenten interagieren.[80] Außerdem ist zu bedenken, dass so gut wie alle Methoden den Geldbeutel belasten.

Die indirekten Risiken sind jedoch bedeutender: Das Prinzip der Entschlackung impliziert nicht zuletzt auch, dass man getrost einen ungesunden Lebensstil beibehalten kann, denn ein wenig Detox wird das ja alles wieder auf die Reihe bringen. Für viele Menschen legitimiert das Entschlacken daher eine ungesunde Lebensweise.

DIE FAKTEN

> Entgiftung ist eine in der Alternativmedizin weit verbreitete Illusion.
> Eine Unzahl von Therapien soll hierfür wirksam sein.
> Die Evidenz ist jedoch durchweg negativ.
> Detox kann erheblichen Schaden anrichten.
> Das Nutzen-Risiko-Verhältnis von Entschlackungs-/Detox-Verfahren ist nicht positiv.

12   GERMANISCHE HEILKUNDE

Gemäß den Worten ihres Erfinders Ryke Geerd Hamer (1935–2017) umfasst die Germanische Heilkunde (auch: Germanische Neue Medizin/GNM, Neue Medizin)[81] »nicht nur das Verhältnis zwischen Psyche, Gehirn und Organ, sondern sie gibt auch die embryologisch-ontogenetischen Erklärungen für das Verständnis, warum denn die einzelnen Relaiszentren an den Stellen des Gehirns gelegen sind, an denen wir sie finden. […] Darüber hinaus umfasst sie noch einen weiteren Koordinationskreis, der das Verhältnis der verschiedenen Verhaltens- und Konfliktmuster in größeren Einheiten (Familie, Sippe, Horde, Rudel, Herde etc.) sieht, und diese Synopsis für den gesamten Kosmos verlängert, und das in Jahrmillionen gewachsene Zusammenleben untereinander und in Symbiose mit anderen Rassen, Arten, Kreaturen in einem kosmischen Rahmen sieht.«[82]

Das Konzept des Dr. Hamer

Hamer erhielt 1962 seine Approbation als Arzt und machte 1972 den Facharzt für Innere Medizin; seine Approbation wurde ihm jedoch 1986 wieder entzogen. Danach praktizierte er weiterhin, allerdings nun als »Heilpraktiker«.
Er hatte aufgrund seiner Arbeit zahlreiche Konflikte mit dem Gesetz und wurde mehrmals zu Haftstrafen verurteilt. Seit 2007 lebte Hamer im norwegischen Exil, wo er zehn Jahre später starb.
1978 war sein Sohn einer Schusswunde erlegen, und einige Monate danach erkrankte Ryke Geerd Hamer an Hodenkrebs. Er sah einen Kausalzusammenhang zwischen dem Schock, ausgelöst durch den Tod seines Sohnes, und seiner Krebserkrankung. Daraufhin entwickelte er seine speziellen Vorstellungen zur Ursache von Krebs und anderen Erkrankungen.

»Fünf Naturgesetze«

Hamer glaubte, folgende »fünf Naturgesetze« entdeckt zu haben:

1. Die eiserne Regel des Krebses
2. Das Gesetz der Zweiphasigkeit
3. Das ontogenetisch bedingte System der Tumore und Krebs-
   äquivalente
4. Das ontogenetisch bedingte System der Mikroben
5. Das Gesetz vom Verständnis einer jeden sogenannten Krankheit
   als Teil eines (entwicklungsgeschichtlich verstehbaren) sinnvollen
   biologischen Sonderprogramms der Natur

Krankheit als Folge »biologischer Konflikte«

Hamer postulierte weiter:

- Alle Krankheiten werden durch psychische Konflikte verursacht.
- Die konventionelle Medizin ist eine Verschwörung von Juden,
  um die nichtjüdische Bevölkerung zu dezimieren. (»Die jüdische
  Religion teilt bekanntlich alles ein in gutartig u. bösartig, so auch
  in der jüdischen sog. Schulmedizin. Wir Nichtjuden werden
  gezwungen, weiterhin die jüdische Schulmedizin zu praktizieren
  [...] 15 Millionen Eurer Mitbürger aus Eurem Volke sind in den
  letzten 20 Jahren [durch diese] umgebracht worden [...].«)[83]
- Mikroben verursachen keine Krankheiten.
- AIDS ist nur eine Allergie.
- Krebs ist die Folge eines psychischen Schocks.

Die Germanische Heilkunde nimmt an, dass letztlich alle Erkrankungen bei Mensch oder Tier als Folge von »biologischen Konflikten«
anzusehen sind. Die einzig richtige Therapie besteht demzufolge in
der Aufarbeitung des ursächlichen Konflikts. Der Schmerz und andere
Symptome sind aus Sicht der Germanischen Heilkunde heilsam und

DIE FAKTEN

> Die Germanische Heilkunde basiert auf den bizarren Vorstellungen einer mehrfach in Misskredit geratenen Person.
> Sie hat kulthafte Züge.
> Wirksamkeitsnachweise liegen nicht vor.
> Es wurde von zahlreichen Todesfällen berichtet.
> Das Nutzen-Risiko-Verhältnis der Germanischen Medizin ist nicht positiv.

sollten ohne effektive konventionelle Behandlung ertragen werden. Schmerzmittel und andere symptomatisch wirksame Medikamente werden als gefährlich gebrandmarkt, und deren Anwendung soll die eigentliche Todesursache vieler Erkrankungen sein.

Das spricht gegen diese Methode

Keine von Hamers Entdeckungen, Annahmen, Heilsversprechungen oder Behandlungsweisen ist plausibel oder evidenzbasiert. Es existieren keine belastbaren Studien, die zeigen würden, dass die Germanische Heilkunde irgendein Leiden heilt oder irgendwelche Symptome lindert. Zudem existieren Berichte darüber, dass diese Behandlungsweise zahlreiche Patienten das Leben dadurch gekostet hat, dass eine effektive Therapie verhindert oder verzögert wurde.[81, 82, 84]

13 HOLISTISCHE/GANZHEITLICHE ZAHNMEDIZIN

Unter dem Begriff der holistischen oder ganzheitlichen Zahnmedizin können »unterschiedliche diagnostische Konzepte und Behandlungs-verfahren zusammengefasst werden, die sich als Alternative oder Ergänzung zur sogenannten klassischen Schulmedizin verstehen«.[85] Ganzheitliche oder holistische (gelegentlich auch biologische) Zahn-medizin ist somit kein klar definierter Begriff. Ganzheitliche Zahnärzte sagen, dass sie sich um das Wohlbefinden des gesamten Patienten – Körper, Geist und Seele – kümmern wollen, indem sie verschiedene alternative Therapien in ihre Routineversorgung integrieren.

Der ganze Patient im Blick

Ein Anbieter meint auf seiner Website, die ganzheitliche Zahnmedizin sei eine »Ergänzung und Erweiterung der schulzahnmedizinischen Sicht- und Denkweise bei Entstehung und Behandlung von Krankheiten

- durch eine konsequente Berücksichtigung systemischer Vernet-zungen und Wechselwirkungen,
- durch ergänzende Diagnose- und Therapiekonzepte aus der naturheilkundlich orientierten Komplementärmedizin,
- durch ›Mehr Arzt im Zahnarzt‹.«[86]

Des Weiteren schreibt er: »Der ganzheitlich orientierte Zahnarzt trägt dazu bei, dass ein von chronischem Ballast überlastetes Immunsystem wieder Kräfte freisetzen kann, wodurch eine Stabilisierung in der gesundheitlichen Situation eintreten kann. Die Idee unserer Ganz-heitlichen Praxisklinik ist deshalb,

- eine vernachlässigte Dimension der Medizin zu realisieren,
- indem der Zahnarzt Verantwortung übernimmt,
- auch für Störungen der Gesundheit außerhalb seines Fachgebiets.«[87]

Ganzheitliche Zahnheilkunde will die Gesunderhaltung eines jeden Patienten in ihrer Ganzheit betrachten, von seinen individuellen kosmetischen, strukturellen, funktionalen und gesundheitsbezogenen zahnmedizinischen Bedürfnissen bis hin zu jenen, die den ganzen Körper und das Wohlbefinden betreffen. Holistische Zahnmedizin ist keine zahnärztliche Fachrichtung, sondern nach Ansicht ihrer Befürworter eine Praxisphilosophie.

Wie auch immer wir sie definieren mögen, im deutschsprachigen Raum ist die ganzheitliche Zahnmedizin beliebt. Eine Umfrage in Deutschland kam zu dem Schluss, dass alternative Behandlungen von deutschen Zahnärzten empfohlen und von ihren Patienten gewünscht werden, obschon die wissenschaftliche Evidenz für die alternativen Behandlungen eher zweifelhaft sei.[87]

TYPISCHE VERFAHREN

Die Art der alternativen Therapien, die ganzheitliche Zahnärzte anwenden, ist sehr unterschiedlich.[88] Hier einige alternative Verfahren, die von holistischen Zahnärzten gern eingesetzt oder empfohlen werden:

> Akupunktur
> Aromatherapie
> Bach-Blüten-Therapie (siehe Seite 82)
> Biofeedback
> Bioresonanz
> Detox-Verfahren (siehe Seite 95)
> energetisches Heilen (siehe Seite 121)
> Ernährungsberatung
> Homöopathie (siehe Seite 106)
> Hypnotherapie (siehe Seite 156)
> Magnetfeldtherapie
> Meditation
> Nahrungsergänzungsmittel
> Ölziehen (siehe Seite 175)
> Phytotherapie (siehe Seite 30)
> Vega-Test

Fehlende Evidenz

Die allermeisten der verwendeten alternativmedizinischen Maßnahmen sind nicht evidenzbasiert. Selbst wenn die Datenlage einmal positiv sein sollte, muss kritisch hinterfragt werden, ob die fragliche Therapie besser wirkt als eine konventionelle Behandlung. Beispielsweise existieren Studien, die die Wirksamkeit der Akupunktur zur Linderung von Zahnschmerzen möglich erscheinen lassen.[89] Gleichzeitig steht aber außer Frage, dass Akupunktur nicht die effektivste Therapie bei dieser Indikation darstellt.

Ferner muss betont werden, dass die fraglichen Behandlungsweisen nicht frei von Nebenwirkungen sind. Mitunter können diese auch ernster Natur sein. Beispielsweise sind rund 100 Todesfälle nach Akupunktur berichtet worden,[90] und viele Nahrungsergänzungsstoffe sind mit Nebenwirkungen belastet.[91]

Ganzheitlich arbeitende Zahnärzte stehen Amalgamfüllungen oft kritischer gegenüber als ihre konventionellen Kollegen und empfehlen gern, diese zu entfernen – ein Eingriff, der von zweifelhaftem Nutzen ist und die Quecksilberwerte im Blut erhöhen kann.[92] Auch die bei

DIE FAKTEN

> Holistische oder ganzheitliche Zahnmedizin ist nicht klar definiert. Sie besteht im Wesentlichen aus vagen Glaubensbekenntnissen, Plattitüden, Wunschvorstellungen und hohen Rechnungen.
> Wirksamkeitsnachweise für die in der ganzheitlichen Zahnmedizin verwendeten alternativen Therapien fehlen weitestgehend.
> Keine dieser Behandlungen ist frei von Nebenwirkungen.
> Das Nutzen-Risiko-Verhältnis der holistischen Zahnmedizin ist nicht positiv.

holistischen Zahnärzten beliebten Detox-Verfahren (siehe Seite 95) sind nicht effektiv gegen Quecksilberbelastung. Ganzheitliche Zahnärzte neigen ferner dazu, den routinemäßigen Einsatz von systemischen Antibiotika abzulehnen.

Anwendungsbereiche

Ganzheitliche Zahnärzte machen häufig ganz spezifische Heilsversprechen. Die *British Society of Dental Acupuncture* beispielsweise nennt auf ihrer Website die typischen Beschwerden im Dentalbereich, bei denen Akupunktur helfen soll:[93]

- Kiefergelenksprobleme
- Gesichtsschmerz
- Muskelkrämpfe im Kopf-Nacken-Bereich
- Spannungskopfschmerz
- Migräne
- Rhinitis
- Sinusitis
- Würgereflex
- Mundtrockenheit
- postoperative Schmerzen
- Zahnarztphobie

Die *British Homeopathic Dental Association* behauptet auf ihrer Website, Studien hätten gezeigt, dass der Einsatz von Homöopathika die Knochenheilung nach Implantationen verbessere und die Heilungszeit bei Geschwüren verkürze.[94]

Das spricht gegen dieses Konzept

Prüft man derartige Heilsversprechen kritisch, zeigt sich, dass sie nicht auf belastbarer Evidenz beruhen. Je genauer man die ganzheitliche Zahnheilkunde unter die Lupe nimmt, desto stärker wird der Verdacht, dass es sich dabei im Wesentlichen um eine Marketingstrategie handelt. Die Gefahr der ganzheitlichen Zahnheilkunde besteht darin, dass eine Vielzahl von unsinnigen und nebenwirkungsbelasteten Behandlungen vorgenommen wird, die letztlich den Patienten teuer zu stehen kommt.

14 HOMÖOPATHIE

Die Homöopathie wurde von dem deutschen Arzt Samuel Hahnemann (1755–1843) erdacht. Da die konventionelle Medizin zu dieser
Zeit oft gefährlicher war als die Krankheiten, die sie heilen sollte,
wurde die Homöopathie rasch zu einem weltweiten Erfolg.

Ähnliches mit Ähnlichem heilen

Das oberste Prinzip der Homöopathie lautet »*similia similibus
curentur*« – Ähnliches soll mit Ähnlichem geheilt werden:

- Wenn ein Patient unter tränenden Augen leidet, weil er einen
  Schnupfen hat, kann ein Homöopath ein Mittel aus Zwiebeln
  verschreiben, weil Zwiebeln unsere Augen tränen lassen.
- Wenn Sie schlecht schlafen, weil Sie sehr unruhig und nervös
  sind, wird ein Homöopath ein Mittel aus Kaffee geben, der
  ähnliche Symptome hervorrufen kann.
- Wenn Ihnen übel ist, wird der Homöopath ein Mittel aus Brech-
  nuss verschreiben, die beim Gesunden Übelkeit erzeugt.

Die klassische Homöopathie Hahnemanns ist hoch individualisiert;
das heißt, klassische Homöopathen behandeln nicht die Diagnose,
sondern das spezielle Beschwerdemuster eines jeden Patienten.
Daher können zum Beispiel zehn Patienten mit Heuschnupfen zehn
verschiedene Mittel verschrieben bekommen. Homöopathen meinen,
nahezu jede Erkrankung erfolgreich behandeln zu können.
Homöopathische Arzneimittel können aus Pflanzen, allen anderen
Substanzen und sogar aus immateriellen Phänomenen (zum Beispiel
aus Röntgen- oder Sonnenstrahlen oder auch aus Vakuum)[95] hergestellt werden. Die allermeisten Homöopathika sind so verdünnt, dass

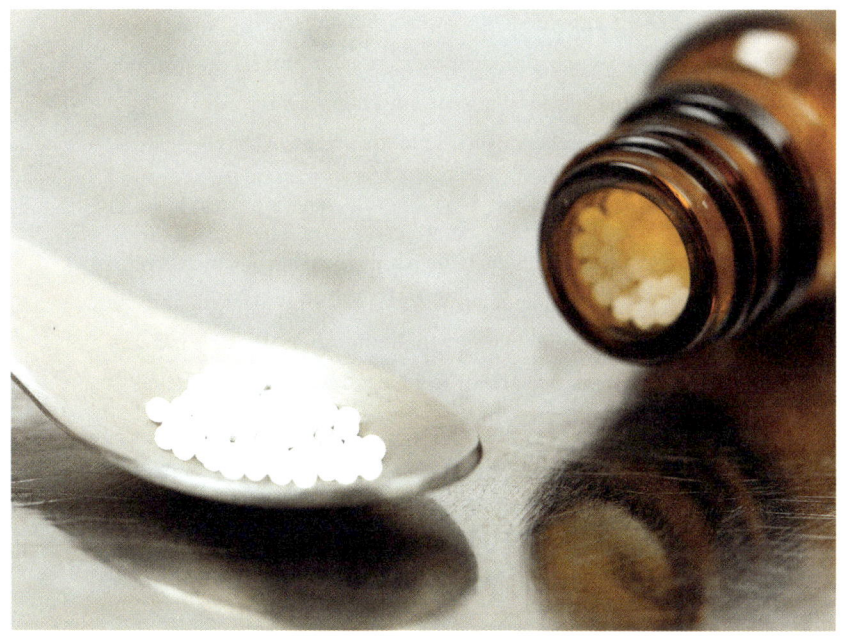

Homöopathische Mittel enthalten meist keinerlei Wirkstoffe. Angeblich wirken sie auf energetischer Ebene und können fast jedes Leiden heilen.

sie kein einziges Molekül der Substanz enthalten, die auf dem Etikett ausgewiesen ist. Die am häufigsten verwendete Verdünnung (Homöopathen nennen sie »Potenz«) ist die C30. Sie entspricht einer Verdünnungsreihe von 30-mal 1:100, was eine Endverdünnung von 1:1 000 000 000 000 000 000 000 000 000 000 000 000 000 000 000 000 000 000 000 000 000 ergibt, was weniger als einem Molekül der Ausgangssubstanz auf alle Moleküle des Universums entspricht.

Homöopathen wissen das natürlich, erklären jedoch, dass die Homöopathie nicht auf Moleküle angewiesen sei, weil ihre Wirkungsweise rein energetischer Natur sei. Bei jedem Verdünnungsschritt wird ein Homöopathikum nämlich »verschüttelt«, was Informationen von dem Ausgangsstoff auf das Verdünnungsmittel übertragen soll. Diese

Theorie wird oft unter dem Stichwort »Wassergedächtnis« zusammengefasst. Homöopathen glauben ferner, dass der Prozess des Verdünnens und Schüttelns – sie sprechen von Potenzierung – die Wirksamkeit ihrer Mittel nicht verringert, sondern erhöht.

Das spricht gegen diese Methode

Sowohl das Verdünnen als auch die Ähnlichkeitsregel widersprechen den Naturgesetzen. Mit anderen Worten: Wir sind nicht unfähig, zu verstehen, wie die Homöopathie funktioniert (wie das viele behaupten), sondern wir verstehen sehr wohl, dass sie nur funktionieren kann, falls die bekannten Naturgesetze ungültig wären.

Heute stehen etwa 500 klinische Studien zur Homöopathie und ihren vielen Varianten zur Verfügung. Die Gesamtheit dieser Evidenz zeigt nicht, dass homöopathische Mittel mehr als Placebos wären – ein Befund, der selbst von homöopathiefreundlichen Experten nicht

VARIANTEN DER HOMÖOPATHIE

Neben der klassischen Homöopathie Hahnemanns wurden im Laufe der Zeit zahlreiche Varianten entwickelt, zum Beispiel:[96]

> Agro-Homöopathie: Homöopathie für Pflanzen

> Astro-Homöopathie: Homöopathie unter Hinzuziehung der Astrologie

> Homöoprophylaxe: homöopathische Impfungen

> Homotoxikologie: Homöopathie nach Hans Reckeweg

> Isopathie: homöopathisch verdünnte Mittel, deren Anwendung auf dem Prinzip »Gleiches soll Gleiches heilen« beruht

> Komplexhomöopathie: Mischungen aus homöopathischen Einzelmitteln

> Veterinär-Homöopathie: Homöopathie für Tiere

geleugnet wird: »Die Frage, ob sich Homöopathie von Placebo unterscheidet, wartet auf eine schlüssige Antwort«.[97]
Zahlreiche offizielle Stellungnahmen aus verschiedenen Ländern bestätigen die Absurdität der Homöopathie, zum Beispiel:[98]

- »Die Prinzipien der Homöopathie widersprechen den chemischen, physikalischen und biologischen Gesetzen, und es gibt keine überzeugenden wissenschaftlichen Studien, die ihre Wirksamkeit belegen.« (Russische Akademie der Wissenschaften)
- »Die Homöopathie sollte nicht zur Behandlung von Erkrankungen eingesetzt werden, die chronisch oder ernsthaft sind oder ernsthaft werden könnten. Menschen, die sich für die Homöopathie entscheiden, können ihre Gesundheit gefährden, wenn sie Behandlungen ablehnen oder verzögern, für die es gute Evidenz gibt.« (Nationaler Rat für Gesundheit und medizinische Forschung, Australien)
- »Homöopathische Mittel erfüllen nicht die Kriterien der evidenzbasierten Medizin.« (Ungarische Akademie der Wissenschaften)
- »Die Aufnahme von anthroposophischen und homöopathischen Produkten in die schwedische Arzneimittelrichtlinie würde mehreren der Grundprinzipien der Pharmazie und der evidenzbasierten Medizin zuwiderlaufen.« (Schwedische Akademie der Wissenschaften)
- »Es gibt keine qualitativ hochwertige Evidenz dafür, dass die Homöopathie als Behandlung von irgendeiner Krankheit wirksam wäre.« (National Health Service, England)

Positive und negative Effekte

Dennoch gibt es zweifellos viele Patienten, die auf Homöopathie schwören, weil es ihnen nach der Einnahme homöopathischer Mittel besser geht. Die beste heute verfügbare Evidenz zeigt, dass solche

DIE FAKTEN

> Die Homöopathie ist das Paradebeispiel einer aus wissenschaftlicher Sicht unplausiblen Methode.
> Trotz intensivster Bemühungen seitens der Anhänger ist der Wirkungsnachweis bis heute nicht geglückt.
> Die oft berichteten positiven Wirkungen werden nachweislich nicht durch das Homöopathikum, sondern durch das therapeutische Ritual verursacht.
> Homöopathen richten durch ihre oft verantwortungslosen Empfehlungen viel Schaden an.
> Das Nutzen-Risiko-Verhältnis der Homöopathie ist nicht positiv.

Erfahrungen nicht mit dem homöopathischen Mittel an sich zusammenhängen (siehe ab Seite 34). Sie sind gemäß den Ergebnissen einer Studie (von Homöopathie-Befürwortern) das Ergebnis einer langen, einfühlsamen, mitfühlenden Begegnung mit einem Homöopathen, eines Placeboeffekts und anderer Phänomene, die von Experten oft als »Kontexteffekte« bezeichnet werden.[99]

Homöopathen empfehlen ihren Patienten nicht selten, auf wirksame konventionelle Behandlungen zu verzichten. In solchen Fällen können sie erheblichen Schaden anrichten. Dieses Phänomen ist am gründlichsten in Bezug auf den Rat vieler Homöopathen zum Thema Impfen dokumentiert worden.[100]

15 IRISDIAGNOSTIK

Die Irisdiagnostik (oder Iridologie) beruht auf der Vorstellung, dass Pigmentierungen an bestimmten Stellen der Regenbogenhaut (Iris) diagnostische Hinweise auf die Gesundheit oder Krankheitsanfälligkeit innerer Organe geben. Sie wurde Ende des 19. Jahrhunderts von dem ungarischen Arzt und Homöopathen Ignaz von Peczely (1826– 1911) erfunden. Peczely meinte, Veränderungen in der Iris einer Eule beobachtet zu haben, nachdem das Tier sich ein Bein gebrochen hatte. Emanuel Felke (1856–1926), der »Lehmpastor«, gilt als einer der Ersten, die die Irisdiagnostik in Deutschland bekannt machten.

»Landkarte« der Organe

Irisdiagnostiker glauben, dass die Iris ein »Spiegel unseres Körpers« ist. Relevante Anomalien der rechten Körperhälfte würden sich an der rechten Iris zeigen, und Probleme auf der linken Seite würden sich an der linken Iris zeigen (was einfachen anatomischen Tatsachen widerspricht, weil die Nervenverbindungen vom Auge zu den Gehirnhälften großenteils überkreuz verlaufen). Sie meinen ferner, dass die Iris über vielfältige Nervenverbindungen mit allen Organen in direkter Verbindung steht, und sind überzeugt, dass Fehlfunktionen als Pigmentstörungen an der Iris dargestellt werden.

Iridologen meinen, dass die Iris einer Landkarte ähnelt, die verschiedene Organzonen abbildet, und haben eine entsprechende »Iristopographie« erstellt. Darauf wird jede Iris in 60 Sektoren unterteilt – ähnlich wie das Zifferblatt einer Uhr – und jedes Segment mit einem inneren Organ oder einer Körperfunktion assoziiert (so werden beispielsweise Herzerkrankungen in der linken Iris zwischen zwei und drei Uhr gesehen). Irisdiagnostiker untersuchen die Iris entweder direkt am Patienten, oder sie nutzen qualitativ hochwertige Farbfotos beider Iriden zur detaillierten Untersuchung. Die sogenannten Iriszeichen sollen dem Irisdiagnostiker Auskunft geben über mögliche Belastungen innerer Organe und bestimmte Krankheiten.

Die Methode soll es ermöglichen, ein Therapiekonzept zu entwerfen, das individuell auf die Schwächen und Stärken des Patienten abgestimmt ist und zugleich die Reaktionsfähigkeit und die Bereitschaft zur Heilung berücksichtigt. »Durch die Irisanalyse kann man verschiedene Konstitutionen des Menschen feststellen und ein sogenanntes ›Rezept aus dem Auge‹ ersehen«, verspricht ein Anbieter.[101] Folgende drei »Konstitutionen« sollen unterschieden werden:

- Rein lymphatische Konstitution (blaue oder graue Iris): krankheitsanfällig im Bereich des Lymphsystems und der Muskeln.
- Rein hämatogene Konstitution (braune Iris): Kreislauf- und Bluterkrankungen sind vorherrschend.
- Mischkonstitution (grünlich-braune Iris): Leber- und Magenbeschwerden sind häufig.

Das spricht gegen diese Methode

Die Annahmen der Iridologen stehen nicht im Einklang mit unseren Kenntnissen der Anatomie oder Physiologie und sind weder plausibel noch evidenzbasiert.

Einige Studien haben die Validität der Iridologie wissenschaftlich getestet, zum Beispiel die Studie zur Krebsdiagnostik der Justus-Liebig-Universität Gießen.[102] Mehrere systematische Übersichtsarbeiten zu diesen Daten kamen zu dem Schluss, dass die Gültigkeit der Irisdiagnostik als diagnostisches Instrument nicht durch wissenschaftliche Untersuchungen unterstützt wird.[103, 104]

Augenärzte warnen davor, die Irisdiagnostik einzusetzen, da sie durch falsch-positive oder falsch-negative Diagnosen erheblichen Schaden anrichten kann.[105] Eine falsch-positive Diagnose würde bedeuten, dass

DIE FAKTEN

> Die Irisdiagnostik ist eines der vielen diagnostischen Verfahren, die typisch für die Alternativmedizin sind.
> Sie basiert auf Vorstellungen, die mit der Realität in offensichtlichem Konflikt stehen.
> Mehrere wissenschaftliche Studien haben gezeigt, dass die Methode nicht valide ist.
> Irisdiagnostik ist Geldverschwendung und führt zu falschen Diagnosen, was erheblichen Schaden anrichten kann.
> Das Nutzen-Risiko-Verhältnis der Irisdiagnostik ist nicht positiv.

bei einer Patientin eine Erkrankung diagnostiziert wird, die sie nicht hat. Dies würde unnötige Kosten verursachen und unnütze Behandlungsserien heraufbeschwören. Eine falsch-negative Diagnose würde bedeuten, dass dem Patienten mitgeteilt wird, er sei gesund, während er in Wahrheit krank ist. Das würde bedeuten, dass er wertvolle Zeit verliert, um eine wirksame Therapie einzuleiten; im schlimmsten Fall könnte ihn dies sein Leben kosten.

16 KOLLOIDALES SILBER

Silber ist toxisch und tötet Viren, Bakterien, Algen und Pilze.[106] Diese Wirkung beruht auf seiner Fähigkeit, wichtige Enzymsysteme in Zellmembranen irreversibel zu schädigen. Früher war daher die Verwendung von Silber als Desinfektionsmittel weit verbreitet. In den letzten Jahrzehnten hat es jedoch durch das Aufkommen wirksamerer Antiseptika zunehmend an Bedeutung verloren.

Hilfe fürs Immunsystem?

In der Alternativmedizin hat Silber dagegen in Form von kolloidalem Silber eine Renaissance erlebt. Es wird derzeit sowohl zur oralen (innerlichen) als auch zur äußerlichen Anwendung bei einer Reihe von Erkrankungen des Menschen sowie der Tiere und Pflanzen empfohlen.[107] Folgende Darreichungsformen gibt es: äußerlich als Creme, Gel, Pflaster und Umschlag; äußerlich oder oral als Spray, Tropfen und wässrige Lösung.

Ein Anbieter zum Beispiel bewirbt kolloidales Silber mit beeindruckenden Heilsversprechen:

»Kolloidales Silber, auch Silberwasser, ist eine spezielle Form von Silberpartikeln, die als natürliches Antibiotikum eingesetzt werden kann. Im 19. Jahrhundert und zu Beginn des 20. Jahrhunderts wurde ihm eine große Bedeutung in der Medizin zugeschrieben. Seit der Einführung der Antibiotika geriet das kolloidale Silber zunehmend in Vergessenheit, befindet sich aber nun wieder auf der Überholspur: Es unterstützt das Immunsystem und eignet sich ideal zur Behandlung von Infektionen. Seine Wirkung wurde bei mehreren hundert Krankheitserregern bewiesen.«[108]

Ein weiterer Anbieter ist ebenso wenig zurückhaltend und spricht sogar von wahren Wundern:

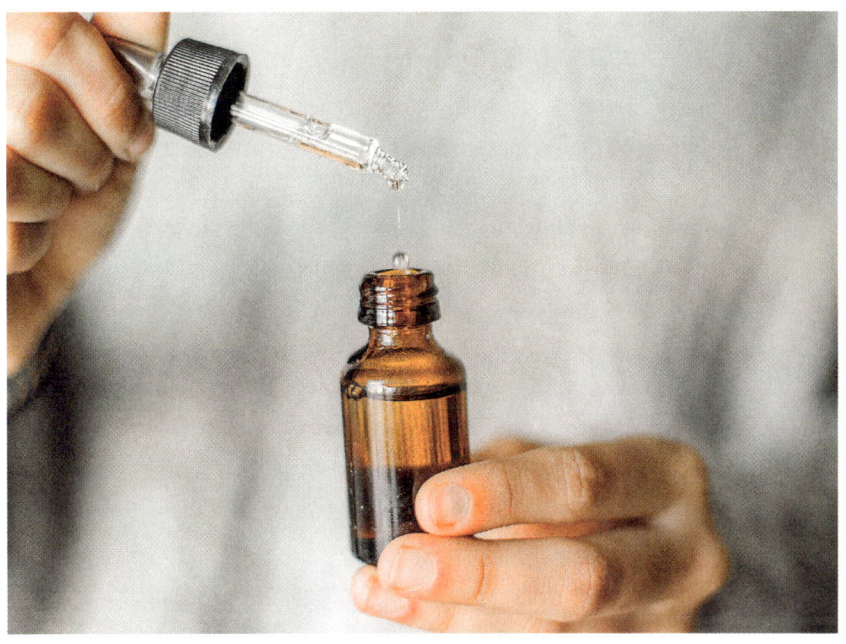

Ob in Tropfen, Cremes oder Pflastern: Silberpartikel sollen wie Antibiotika wirken, das Immunsystem stärken und sogar Krebs vorbeugen können.

»Kolloidales Silber unterstützt das Immunsystem, fördert die Wundheilung, ist gut für die Haut und kann während der Grippezeit, bei trockenen Augen oder Ohrenschmerzen wahre Wunder wirken. Kolloidales Silber ist ein Mittel, das von vielen Menschen aufgrund seiner zahlreichen Anwendungsmöglichkeiten mit Begeisterung eingesetzt wird und das den Alltag erleichtert. Doch diese herkömmlichen Funktionen sind noch nicht alles, es gibt weitere Anlässe, bei denen kolloidales Silber verwendet werden kann: Manche Ärzte und Heilpraktiker sind der Überzeugung, es könne eine Krebsbehandlung positiv beeinflussen und sogar als Prophylaxe dienen. Außerdem kann kolloidales Silber als Entgiftungskur dienen, und es hat eine belebende Wirkung auf Körper und Geist.«[109]

Anwendungsbereiche

Das Einsatzgebiet von kolloidalem Silber soll gemäß solcher Meinungen entsprechend groß sein, zum Beispiel:

- Bekämpfung von Infektionen
- Unterstützung der Wundheilung nach Verletzungen und Verbrennungen
- Hauterkrankungen (Akne, Mitesser und unreine Haut, Dermatitis, Neurodermitis, Rosazea, Hautausschläge, Herpes, Gürtelrose, Furunkel, Ekzeme, Lepra, Pest, Geschwüre, Eiterbeutel und Eiterfluss, Hautpilz, Tuberkulose, Warzen und Feigenwarzen)
- Stärkung des Immunsystems
- Entgiftung des Körpers
- allergische Reaktionen
- Insektenstiche
- Krebs
- HIV
- Entzündungen der Augen (Bindehaut-, Augenlid- (Gerstenkorn), Tränensack- und Hornhautentzündung)
- Entzündungen der Ohren (Mittelohr- und Gehörgangsentzündung)
- Entzündungen und Beschwerden im Mund- und Rachenraum (Zahnfleischbluten, Wunden im Mundraum, Mundgeruch)

Das spricht gegen diese Methode

Bei Reagenzglas-Versuchen wurde eine Wirksamkeit von kolloidalem Silber gegenüber Erregern aller Art beobachtet (was natürlich auf dem anfangs genannten Effekt beruht). Daraus auf eine therapeutische Wirksamkeit von kolloidalem Silber zu schließen ist jedoch unzulässig. Man weiß heute noch zu wenig darüber, welche Effekte kolloidales Silber im menschlichen Körper auslöst. Klinische Studien zu kolloidalem Silber sind ausgesprochene Mangelware. Die wenigen, die heute zur Verfügung stehen, kommen nicht zu positiven Ergebnissen, zum Beispiel eine kanadische Studie von 2017.[110] In einem früheren Review wurden die seinerzeit zu Verfügung stehenden Daten evaluiert und der Mangel an nachgewiesener Wirksamkeit sowie die potenzielle Toxizität dieser Produkte betont.[111]

Die Kosten für eine Therapie mit kolloidalem Silber können erheblich sein, zumal es sich oft um eine Langzeitbehandlung handelt. Es werden auch Geräte kommerziell angeboten, mit denen Verbraucher sich ihr eigenes kolloidales Silber herstellen können. Die Qualität solcher Produkte ist fraglich.

Nach der oralen Einnahme gelangt kolloidales Silber in alle Organe, wobei die höchsten Werte in Darm und Magen beobachtet werden. In der Haut verursacht Silber eine blaugraue Verfärbung, die als Argyrie bekannt ist.[112] Zudem wurde berichtet, dass kolloidales Silber zu einer seltenen Form von Gefäßentzündung führen kann.[113] 1999 verbot die *US Food and Drug Administration,* kolloidalem Silber irgendeinen therapeutischen oder präventiven Wert zuzusprechen.

DIE FAKTEN

> Im Reagenzglas tötet Silber die meisten Mikroben ab. Daraus auf eine heilsame Wirkung von kolloidalem Silber im menschlichen Organismus zu schließen, ist jedoch nicht zulässig.

> Es gibt derzeit keine belastbare Evidenz für die postulierten Gesundheitseffekte des kolloidalen Silbers.

> Die orale Einnahme von kolloidalem Silber ist nicht nebenwirkungsfrei.

> Das Nutzen-Risiko-Verhältnis von kolloidalem Silber ist nicht positiv.

17 OHRKERZEN

Ohrkerzen (oder Ohrenkerzen) sind dünne, trichterförmige, 20 bis 30 Zentimeter lange Zylinder, die in das Ohr des Patienten gesteckt und angezündet werden. Sie bestehen im Wesentlichen aus Bienenwachs, Baumwolle und ätherischen Ölen. Am unteren Ende der Kerzen befindet sich meist ein Art Sieb; es soll verhindern, dass abgebrannte Reste der Kerze in den Gehörgang gelangen.

Die Legende der Hopi-Kerzen

Ohrkerzen werden häufig auch Hopi-Kerzen genannt. Es wird nämlich behauptet, dass sie eine traditionelle Behandlungsweise bei den nordamerikanischen Hopi-Indianern seien. Das ist jedoch ein werbewirksamer Irrtum. Der Direktor des *Hopi Cultural Preservation Office* schrieb 2004 auf Anfrage: »Der Behörde zur Bewahrung der Kultur der Hopi ist nicht bekannt, dass das Hopi-Volk jemals ›Ohrkerzen‹ verwendet hat. […] Diese Therapie sollte nicht ›Hopi-Kerzen-Behandlung‹ genannt werden. Die Geschichte der Ohrkerzen sollte nicht beinhalten, dass diese jemals vom Hopi-Stamm verwendet wurden. Die Falschinformationen in Bezug auf die Hopi sollten gestoppt werden.«[114]

Die Wirkweise

Eine brennende Ohrkerze erzeugt natürlich Wärme sowie – vermittels einer Art Kamineffekt – einen Sog. Die Kombination von Hitze und Sog soll nach Angaben der Anbieter Ohrenschmalz aus dem Ohr entfernen. Diese Annahme mag plausibel erscheinen, ist aber nicht wirklich belegt. Im Gegenteil, es muss befürchtet werden, dass das Einführen der Ohrkerze etwaigen Ohrenschmalz eher noch tiefer in den Gehörgang drückt.

Ein weiteres Heilsversprechen ist, dass auch Toxine aus dem Körper des Patienten entfernt werden. Dies ist jedoch weder plausibel noch belegt.

Anwendungsbereiche

Ohrkerzen werden bei zahlreichen Gesundheitsproblemen empfohlen, zum Beispiel bei:[115, 116]

- Erkältungen
- Grippe
- Kopfschmerzen
- Migräne
- Ohrensausen/Ohrgeräusche, Tinnitus
- Ohrenschmalz
- Rhinitis (Nasenschleimhautentzündung)
- Sinusitis (Nasennebenhöhlenentzündung)
- Stress
- vermindertem Hörvermögen

Außerdem sollen sie bei Folgendem hilfreich sein:

- Entgiftung/Detox
- Entspannung
- Förderung des allgemeinen Wohlbefindens
- Immunsystemstärkung
- Reinigung des Gehörganges
- Stimulierung der Reflexzonen und Energiepunkte im Ohrbereich

Das spricht gegen diese Methode

Tatsächlich gibt es keine belastbaren Studien, die auch nur eines dieser Heilsversprechen bestätigen. Eine Zusammenfassung der 2004 zur Verfügung stehenden Daten zeigte, »dass die Wirkungsweise unplausibel und nachweislich falsch ist. Es gibt keine Evidenz, die darauf hindeutet, dass diese Therapie bei irgendeiner Erkrankung wirksam wäre. Darüber hinaus werden Ohrkerzen mit Ohrverletzungen in Verbindung gebracht. Die unausweichliche Schlussfolgerung ist, dass Ohrkerzen mehr Schaden als Nutzen anrichten. Von ihrer Verwendung sollte abgeraten werden«.[117]

DIE FAKTEN

> Ohrkerzen sind entgegen vieler anderslautender Behauptungen keine traditionelle Therapie nordamerikanischer Indigener.
> Ohrkerzen sollen laut Anbieter bei einer Reihe von Erkrankungen wirksam sein. Solche Behauptungen entbehren jeder Plausibilität und werden nicht durch Studien gestützt.
> Die Behandlung mit Ohrkerzen ist nicht frei von Nebenwirkungen und Komplikationen.
> Das Nutzen-Risiko-Verhältnis der Therapie mit Ohrkerzen ist nicht positiv.

Ohrkerzen sollten nicht angewendet werden bei:

- Entzündungen im Ohr
- Trommelfellverletzungen
- akuten Ohrenschmerzen

Die Therapie mit Ohrkerzen kann zu Verbrennungen, Trommelfell-perforationen und zu einem Verschluss des Gehörganges mit Kerzen-wachs führen.[118] Das Landgericht Frankfurt am Main urteilte 2007: »Die Bewerbung von Hopi-Kerzen […] als Therapiemittel […] ist zur Irreführung geeignet, da sich derlei Wirkungsbehauptungen nicht auf eine hinreichende wissenschaftliche Absicherung stützen können.«[119]

18 PARANORMALES HEILEN

Paranormales oder energetisches Heilen und Geistheilen sind Überbegriffe für eine Reihe von Verfahren, deren gemeinsamer Nenner der Glaube an eine mystische »Energie« oder Vitalkraft ist, die zu therapeutischen Zwecken eingesetzt werden kann.

Solche Praktiken haben eine lange Geschichte und wurden in vielen alten Kulturen angewendet. Die *New-Age*-Bewegung hat eine Renaissance dieser Ideen gebracht, und heute gehören energetische Heilverfahren zu den beliebtesten alternativen Therapien in den USA sowie in vielen anderen Ländern.

Beispiele für bekannte Verfahren

- **Fernheilung** ist eine Form des paranormalen Heilens, bei der der Heiler in beträchtlicher Distanz zum Patienten arbeitet. Der Therapeut sendet »Heilenergie« aus in der Überzeugung, dass diese vom Patienten empfangen wird und dessen Selbstheilungskräfte anregt. Die physische Anwesenheit des Patienten ist dabei nicht notwendig.

- **Göttliches Heilen** wurde schon in der Bibel beschrieben. Es erfolgt oft in Form von Handauflegen, wobei der Heiler die göttliche Energie über seine Hände in den Körper des Patienten leitet. Wallfahrtsorte wie Lourdes in Frankreich sind auf solche Formen der Heilung spezialisiert und liefern scheinbar beeindruckende Statistiken.

- **Gesundbeten** gehört zu den ältesten und am weitesten verbreiteten Interventionen. Es besteht in der Fürbitte mittels Gebet und wird oft mit der Absicht eingesetzt, Beschwerden zu lindern oder Krankheiten zu heilen. Das Gesundbeten wird von Gläubigen aller Religionen genutzt.

- **Spirituelles Heilen** ist dem göttlichen Heilen ähnlich, außer dass weder der Patient noch der Heiler an eine Gottheit glauben müssen. Die vermeintlich heilende Energie soll nicht von Gott, sondern vom Kosmos oder ähnlich vagen Quellen kommen.
- **Reiki** wurde von dem Japaner Mikao Usui (1865–1926) begründet. Es basiert auf der Annahme der Traditionellen Chinesischen Medizin, dass eine Lebenskraft »Chi« (Ki) existiert, die unsere Gesundheit bestimmt. Reiki-Praktizierende glauben, dass sie Kanal für eine »universelle Lebensenergie« sind, die sie auf einen Patienten übertragen und die dessen Körper und Geist Kraft, Harmonie und Gleichgewicht verleiht.
- **Therapeutic Touch (TT)** wurde von Dora Kunz (1904–1999), einer amerikanischen Psychotherapeutin und alternativen Heilerin, in Zusammenarbeit mit Dolores Krieger, einer Professorin für Krankenpflege, entwickelt. TT ist insbesondere bei Krankenschwestern beliebt. Die Methode ist wie Reiki eine Form des »Heilens durch Handauflegen« (mit und ohne Berührung), beruft sich auf alte Heilpraktiken und arbeitet mit Energiefeldern und der Lebensenergie Chi/Prana.
- **Prana-Heilung** ist eine weitere Form des paranormalen Heilens durch Energieübertragung. Prana ist das Sanskrit-Wort für die Lebensenergie, die uns angeblich gesund erhält. Prana-Heilung wurde in den 1990er-Jahren von Master Choa Kok Sui entwickelt. In Deutschland sind rund 150 Pranalehrer aktiv.[120]

Das Konzept von der Lebensenergie

Alle Formen des energetischen Heilens beruhen auf dem Glauben an eine Form von »Energie«, die sich von dem in der Physik etablierten Energiebegriff unterscheidet und sich auf eine Lebenskraft wie Chi in der Traditionellen Chinesischen Medizin oder Prana in der ayurvedischen Medizin bezieht.

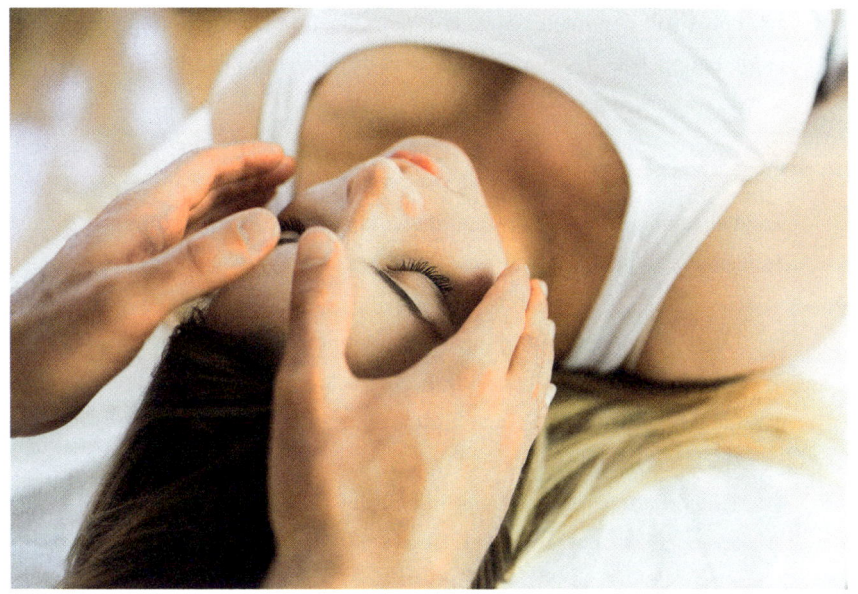

Paranormale Verfahren basieren auf spirituellen Konzepten und arbeiten mit der Vorstellung, heilsame Energie zu übertragen.

Die »Energie«, auf die sich diese Heiler beziehen, ist weder messbar noch aus wissenschaftlicher Sicht plausibel.

Einige Befürworter verwenden Terminologien aus der Quantenphysik und anderen Wissenschaftszweigen, um ihren Behandlungen mehr Glaubwürdigkeit zu verleihen. Bei genauerem Hinsehen entpuppt sich dieser Versuch jedoch als eine pseudowissenschaftliche Fassade.

Hier ein Beispiel dafür, wie rationales Denken durch energetische Heiler unterminiert wird (Zitat von einem Anbieter):

»Hellsichtige haben mit ihren besonderen psychischen Fähigkeiten beobachtet, dass der Mensch von einem leuchtenden Energiekörper umgeben und durchdrungen ist, dem sogenannten bioplasmatischen Körper. Der bioplasmatische Körper durchdringt als unsichtbarer, leuchtender Körper unseren sichtbaren physischen Körper und reicht zehn bis zwölf Zentimeter darüber hinaus. Dieses unsichtbare, leuchtende Energiefeld, das den Konturen des physischen Körpers folgt, wird Aura genannt.«[121]

Das spricht gegen diese Methoden

Trotz alledem gibt es relativ viele wissenschaftliche Untersuchungen zum energetischen Heilen.

- Eine Zusammenfassung von acht klinischen Studien hat gezeigt, dass »die Mehrheit der aussagekräftigen Studien die Hypothese nicht bestätigt, dass Fernheilung spezifische therapeutische Wirkungen hat«.[122]
- Eine Zusammenfassung aller in Lourdes aufgezeichneten Heilungen ergab, dass »von 1976 bis 2006 keine Heilung zertifiziert wurde«.[123]
- Eine systematische Übersichtsarbeit mit insgesamt zehn Studien kam zu dem Schluss, dass »die Evidenz keine Empfehlung für oder gegen den Einsatz des Fürbittgebets liefert. Wir sind nicht davon überzeugt, dass weitere Versuche mit dieser Intervention durchgeführt werden sollten, und würden es vorziehen, wenn alle verfügbaren Mittel zur Untersuchung anderer Fragen im Gesundheitswesen eingesetzt würden«.[124]
- Ein systematischer Review (Übersichtsarbeit) kam zu dem Schluss, dass »die Evidenz nicht ausreicht, Reiki als eine wirksame Behandlung für irgendeine Krankheit auszuweisen«.[125] Und ein Cochrane-Review (siehe Seite 48) ergab, dass »die Belege nicht ausreichen, um eine Aussage darüber zu treffen, ob Reiki für Menschen über 16 Jahre mit Angstzuständen oder Depressionen oder beidem nützlich ist oder nicht«.[126]
- Ein Cochrane-Review fand »keine schlüssigen Belege dafür, dass Interventionen mit spirituellen oder religiösen Komponenten bei

DIE FAKTEN

> Paranormales Heilen ist so alt wie die Medizin selbst.
> Heute wird es in den verschiedensten Variationen praktiziert.
> Die belastbare Evidenz zeigt nicht, dass es bei irgendeiner Erkrankung wirksam wäre.
> Obschon keine direkten Risiken bekannt sind, können diese Verfahren viel Schaden anrichten.
> Das Nutzen-Risiko-Verhältnis des paranormalen Heilens ist nicht positiv.

Erwachsenen in der Endphase einer Krankheit das Wohlbefinden steigern können«.[127]

- Es gibt zahlreiche Studien zu Therapeutic Touch; die meisten stammen jedoch von Befürwortern der TT, weisen schwerwiegende Mängel auf und sind daher nicht aussagekräftig. Eine unabhängige Studie guter Qualität, die von einem 9-jährigen Mädchen durchgeführt wurde, ergab, dass »erfahrene TT-Praktiker nicht in der Lage waren, das ›Energiefeld‹ der Forscherin zu erkennen«.[128]

Auch wenn paranormales Heilen an sich harmlos ist, kann es doch großen Schaden anrichten: Falls es als eine Alternative zu einer effektiven Therapie bei einer ernsten Erkrankung eingesetzt wird, kann es sogar das Leben des Patienten verkürzen.

Ferner unterminiert der Glaube an paranormales Heilen das rationale Denken in unserer Gesellschaft.

19 WIRBELSÄULENMANIPULATIONEN

Wirbelsäulenmanipulationen sind therapeutische Techniken, die auf die traditionellen Knocheneinrichter diverser Kulturen zurückgehen. Bereits in der Antike kannte man manuelle Interventionen. Heute werden sie von Manualtherapeuten – Ärzten, Physiotherapeuten, Osteopathen, Heilpraktikern und vor allem Chiropraktikern – zur Behandlung von Rücken- und Nackenschmerzen sowie vielen anderen Erkrankungen und Symptomen, die nicht direkt etwas mit der Wirbelsäule zu tun haben, eingesetzt.

»Wartung« durch den Chiropraktiker

Die Chiropraktik wurde von Daniel David Palmer (1845–1913) entwickelt, einem amerikanischen Geistheiler, der 1895 die Halswirbelsäule von Harvey Lillard manipulierte und angeblich so dessen Taubheit heilte. Palmer kam zu der Überzeugung, dass 95 Prozent der Krankheiten auf Subluxationen (Verschiebungen) von Wirbelsäulengelenken zurückzuführen seien, und Generationen seiner Schüler schlossen sich dieser Meinung an. Es gibt jedoch bis heute keine schlüssigen Belege dafür, dass Subluxationen, wie sie von Chiropraktikern verstanden werden, überhaupt existieren.[129]

Nahezu alle Patienten, die einen Chiropraktiker konsultieren, erhalten eine Wirbelsäulenmanipulation. Bei vielen gebräuchlichen Techniken werden die Gelenke dabei über den physiologischen Bewegungsumfang hinausgezwungen, wobei es zu Verletzungen kommen kann. Osteopathen und andere Manualtherapeuten bevorzugen dagegen meist die weniger aggressiven Wirbelsäulenmobilisationen, das heißt Weichteiltechniken, die weitgehend harmlos sind.

Chiropraktiker raten oft zu regelmäßigen Wirbelsäulenmanipulationen, selbst wenn keine Symptome vorliegen. Diesen Ansatz nennen sie

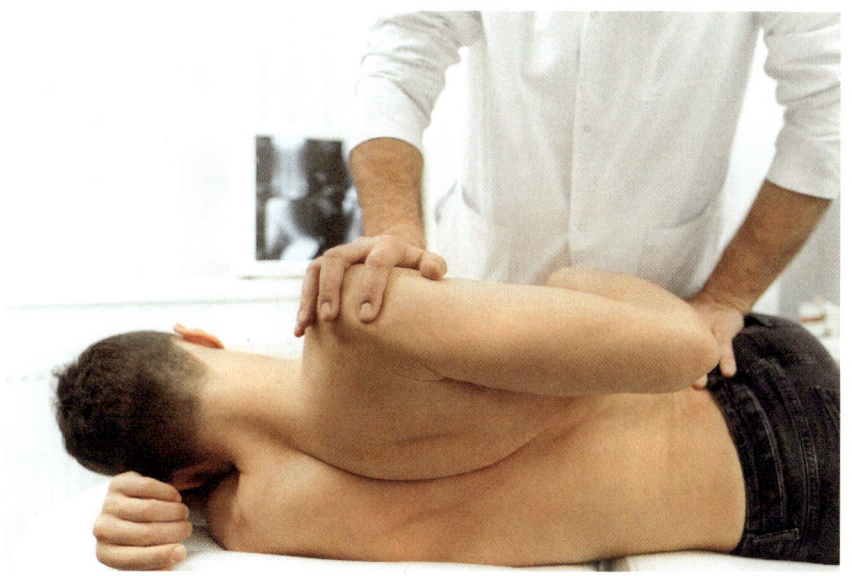

Wirbelsäulenmanipulationen sollen bei Rücken- und Nackenbeschwerden helfen, sind aber riskant, und ihre Wirksamkeit ist nicht belegt.

Maintenance und vergleichen ihn mit der regelmäßigen Wartung, die wir unseren Autos zukommen lassen, damit sie stets einwandfrei funktionieren.

Das spricht gegen diese Methode

Es gibt wenig überzeugende Evidenz dafür, dass Manipulationen an der Wirbelsäule therapeutisch oder präventiv wirksam sind. Am ehesten ist ihre Wirksamkeit zur Behandlung von Rückenproblemen belegt, aber selbst da ist die Datenlage weit weniger positiv als häufig angenommen:

- Ein Cochrane-Review (siehe Seite 48) stellte fest, dass die Wirbelsäulenmanipulation bei akuten Kreuzschmerzen nicht wirksamer ist als wirkungslose Interventionen oder Placebos.[130]

127

- Ein weiterer Cochrane-Review kam zu dem Schluss, dass es keinen klinisch relevanten Unterschied zwischen der Wirbelsäulenmanipulation und anderen Interventionen zur Schmerzlinderung und Funktionsverbesserung bei Patienten mit chronischen Kreuzschmerzen gibt.[131]

- Bei anderen Leiden sind die Belege noch weit weniger überzeugend. Eine Zusammenfassung aller 45 systematischen Übersichtsarbeiten, die zwischen 2005 und Januar 2011 veröffentlicht wurden, konnte nicht nachweisen, dass die Manipulation der Wirbelsäule bei irgendeiner Erkrankung wirksam wäre.[132]

Schwere Komplikationen

Die Manipulation der Wirbelsäule verursacht bei etwa 50 Prozent aller Patienten leichte bis mittelgradige Nebenwirkungen wie Schmerzen, die zwei bis drei Tage anhalten.

Darüber hinaus ist sie mit schwerwiegenden Komplikationen belastet. Diese werden in der Regel durch Manipulation der Halswirbelsäule verursacht, bei der eine Arterie beschädigt wird, was zu einem Schlaganfall und sogar zum Tod führen kann. In der medizinischen Fachliteratur sind rund 500 solcher Fälle dokumentiert. Da es jedoch kein System zur Überwachung solcher Ereignisse gibt, ist die tatsächliche Zahl vermutlich viel größer.[133]

Einer dieser tragischen Fälle sei hier kurz geschildert: Katie May war Model und hatte nach einem Fotoshooting Nackenschmerzen. Am 29. Januar 2016 konsultierte sie einen Chiropraktiker, der ihren Nacken manipulierte. Zwei Tage später wurde ihr schwindlig und sie ging ins Krankenhaus. Dort wurde ein massiver Schlaganfall diagnostiziert. Sie verlor kurz darauf das Bewusstsein. Am 4. Februar 2016 starb Katie May an einer Dissektion (Einriss) der Vertebralarterie, verursacht durch eine chiropraktische Manipulation der oberen Halswirbelsäule. Dieser Fall zeigt eindrücklich, dass solche Komplikationen oft erst Tage nach der Therapie auftreten.

Angesichts des beträchtlichen Schadenspotenzials von Wirbelsäulenmanipulationen wäre es besonders wichtig, dass Anwender vor jeder Behandlung die Zustimmung ihres Patienten einholen, was aber oft unterlassen wird.[134]

Schließlich sollte bedacht werden, dass speziell Chiropraktiker häufig indirekt Schaden anrichten, indem sie ihren Patienten von effektiven Behandlungen abraten; dieses Phänomen zeigt sich zum Beispiel in ihrer oft negativen Einstellung zum Impfen.[135]

DIE FAKTEN

> Wirbelsäulenmanipulationen haben eine lange Tradition.
> Heute werden sie vornehmlich von Chiropraktikern (weniger regelmäßig von Osteopathen und Physiotherapeuten) bei Rückenproblemen eingesetzt.
> Ihre Wirksamkeit ist trotz vieler Studien nicht gut belegt.
> Wirbelsäulenmanipulationen sind mit ernsten Komplikationen belastet.
> Das Nutzen-Risiko-Verhältnis von Wirbelsäulenmanipulationen ist nicht positiv.

20 ZELLULARMEDIZIN

Die Zellularmedizin ist ein Konzept, das von Dr. Matthias Rath propagiert wird. Rath postuliert, dass »die Hauptursache der häufigsten chronischen Krankheiten – darunter Herz-Kreislauf-Erkrankungen, Diabetes und Krebs – ein langfristiger Mangel an Vitaminen, Mineralstoffen, Aminosäuren und anderen Mikronährstoffen ist«.[136]

Hochdosierte Mikronährstoffe

Rath meint auch, dass »die tägliche Aufnahme optimaler Mengen spezifischer Mikronährstoffe die Grundvoraussetzung für den Erhalt unserer Gesundheit und für eine effektive und sichere Behandlung vieler Krankheiten [ist]«.[137] Letztere Annahme ist medizinisches Basiswissen. Vitamine heißen so, weil bestimmte Amine (organische Abkömmlinge von Ammoniak) lebensnotwendig sind: Fehlen sie in der Nahrung, ist das auf lange Sicht nicht mit dem Leben (lat. *vita)* vereinbar. Die Annahme, dass ein Mangel solcher Nährstoffe die Hauptursache der häufigsten chronischen Krankheiten sei, ist jedoch eine These, die einer soliden wissenschaftlichen Grundlage entbehrt. Normal ernährte Menschen, so der wissenschaftliche Konsens, leiden in der Regel nicht unter einem Mangel an spezifischen Nährstoffen, was eine Ergänzung solcher Stoffe in den allermeisten Fällen überflüssig macht.

Dr. Rath und seine Gesundheitsorganisation

Matthias Rath wurde 1955 in Deutschland geboren; er studierte Medizin in Münster und arbeitete in Hamburg und Berlin, bevor er nach Amerika ging, um im Institut des Chemikers und Nobelpreisträgers Linus Pauling zu forschen, der die orthomolekulare Medizin begründete. Dort begann Rath bereits in den 1990er-Jahren, hochdosierte Vitaminpräparate zu entwickeln. Nach Paulings Tod 1994 überwarf

Rath sich mit dessen Erben und etablierte daraufhin seine eigenen
Organisationen und Firmen.

Rath erlangte Weltruhm, als er in den 1990er-Jahren begann, seine
Präparate in Südafrika als eine effektive AIDS-Therapie zu bewerben.
»Die Antwort auf AIDS ist gefunden«, verkündete er. »Multivitamin-
Therapie ist wirkungsvoller als toxische AIDS-Medikamente. Multi-
vitamine halbieren das AIDS-Risiko.«[138]

Der englische Autor, Arzt und Forscher Ben Goldacre prangerte
diese Behauptung, für die es bis heute keine Beweise gibt, in seiner
Zeitungskolumne in *The Guardian* an, woraufhin ihn Rath verklagte.
Diesen Prozess verlor Rath und musste die Anwaltskosten der Ver-
teidigung in Höhe von etwa 500 000 £ zahlen.[139] Zudem wurde ihm
untersagt, seine Mittel weiterhin als AIDS-Therapie anzupreisen.[140]

Die *Dr. Rath Health Foundation* ist eine Organisation, die Rath 2002
in den USA gegründet hat. Ihr primäres Ziel ist »die Schaffung eines
neuen globalen Gesundheitssystems, das in jedem Land der Welt

*Nahrungsergänzungsmittel sind weder Wunderpillen noch harmlos. Hoch-
dosiert können Mikronährstoffe bedenkliche Nebenwirkungen haben.*

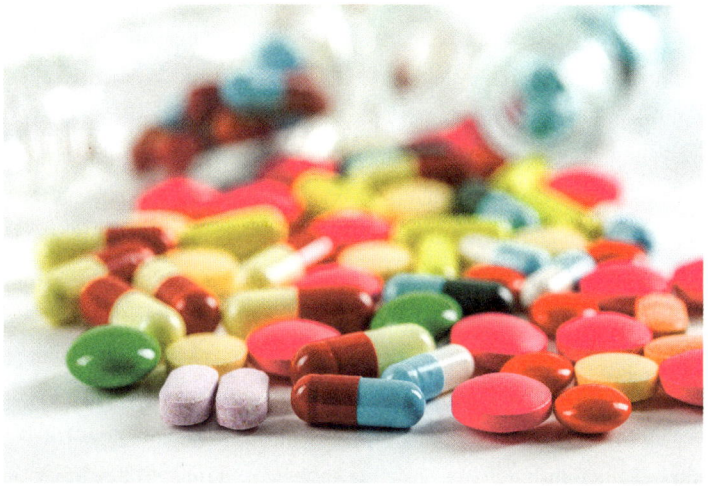

PRODUKTE DER FIRMA DR. RATH

Dr. Rath bietet im Internet eine Vielzahl von Präparaten an.[137] Die meisten haben Namen, die bestimmte Wirkungen implizieren, zum Beispiel *Cardio* oder *Immunity*. Sie enthalten meist bunte Gemische aus Vitaminen, Pflanzenextrakten und weiteren Nährstoffen.

Ihre Wirksamkeit bei spezifischen Erkrankungen ist nicht durch klinische Studien belegt. Eine Fußnote im Beipackzettel lautet: »Dieses Produkt ist nicht geeignet zur Diagnose, Behandlung, Heilung oder Vorbeugung irgendeiner Erkrankung.«

einfach und kostengünstig realisiert werden kann, von der lokalen Ebene bis zur Ebene der nationalen Gesundheitspolitik«.[141]

Das spricht gegen diese Methode

Die *Dr. Rath Health Foundation* hat eine Vielzahl von wissenschaftlichen Arbeiten publiziert, allerdings meist über Reagenzglas- oder Tierversuche und fast keine kontrollierten klinischen Studien. Die anscheinend einzige randomisierte Doppelblindstudie erbrachte kein signifikant positives Ergebnis; dennoch zog Rath eine positive Schlussfolgerung: »Die Resultate zeigten ermutigende Trends, dass die Zeit bis zum Heilen einer Knochenfraktur sich durch die Gabe eines Nahrungsergänzungsmittels mit einem essenziellen Nahrungskomplex aus Vitamin C, Lysin, Prolin und B_6 verringert.«[142]

Die Wirksamkeit von Raths Vitaminpräparaten bleibt unbelegt. Sie sind zum Teil zu hoch dosiert, um als Nahrungsergänzungsmittel zu gelten, und wurden daher in Deutschland nicht zugelassen. Rath umgeht diese Beschränkung, indem er seine Präparate über das Internet mit einer ausländischen Adresse anbietet und intensiv bewirbt.[143]

Nebenwirkungen

Hochdosierte Vitaminpräparate sind nicht frei von Nebenwirkungen;
einige können zum Beispiel Hypervitaminosen verursachen, das heißt
Ansammlungen toxischer Mengen im Körper mit den entsprechenden
Krankheitszeichen. Solche Komplikationen können sich vor allem
nach der längeren Einnahme hochdosierter Präparate einstellen, die
Vitamin D, A, E oder B_6 enthalten.[144]
Andere Vitamine und Mikronährstoffe sind ebenfalls mit negativen
Folgen in Zusammenhang gebracht worden:[145]

- Selen: erhöhtes Prostatakrebsrisiko
- Vitamin E: erhöhtes Risiko von Herzinsuffizienz und Lungenkrebs
- Multivitamine: erhöhtes Risiko von Brust- und Prostatakrebs
- Retinol: erhöhtes Risiko von Osteoporose und Knochenbrüchen
- Folsäure: erhöhtes Krebsrisiko

Zudem sollte bedacht werden, dass die Langzeitanwendung solcher
Mittel erhebliche Kosten verursacht.

DIE FAKTEN

> Zellularmedizin ist eine relativ neue Entwicklung, die auf den deut-
> schen Arzt Mathias Rath zurückgeht. Sie besteht im Wesentlichen
> aus der Gabe hochdosierter Vitamine und anderer Mikronährstoffe.
> Die Heilsansprüche der Zellularmedizin sind weitreichend, sie wer-
> den jedoch nicht von belastbarer Evidenz gestützt.
> Mikronährstoffe sind nicht frei von Nebenwirkungen.
> Das Nutzen-Risiko-Verhältnis der Zellularmedizin ist nicht positiv.

FAZIT ZU DEN 20 BEDENKLICHSTEN METHODEN

Trotz aller Unterschiede der 20 angesprochenen Themen fallen doch auch einige Gemeinsamkeiten auf. Sie betreffen in erster Linie folgende Punkte:

- Das **Nutzen-Risiko-Verhältnis** ist meist deswegen nicht positiv, weil erhebliche Risiken identifiziert wurden, die schwerwiegender sind als der belegte Nutzen. Wenn ein Verfahren keinen Nutzen vorzuweisen hat, dann bewegen selbst relativ geringfügige Risiken dieses Verhältnis in negative Bereiche.[146]

- Die **Risiken** sind oft nicht direkter, sondern **indirekter Natur;** das heißt, ein Verfahren, zum Beispiel die Homöopathie, mag per se unbedenklich erscheinen, aber die indirekten Risiken machen es dennoch bedenklich. Das schwerwiegendste indirekte Risiko im Bereich der Alternativmedizin ist, dass Patienten durch irrationale Heilsversprechen der Anbieter verleitet werden, ineffektive statt effektiver Therapien einzusetzen.[147] Bei ernsten Erkrankungen ist das stets lebensgefährlich.

- Viele der besprochenen Verfahren gehen auf **Ideen einzelner Personen** zurück, die elementaren und gesicherten Erkenntnissen der Wissenschaft widersprechen. In der Folge werden die Entdecker von ihren Anhängern oft kritiklos wie Gurus gefeiert. Dieses Phänomen verleiht weiten Bereichen der alternativmedizinischen Szene einen kultähnlichen Charakter.

- Bis auf wenige Ausnahmen sind alle Verfahren für die Anbieter lukrativ. Das heißt, dass für die Anbieter zwangsläufig ein **Interessenkonflikt** besteht.[148] Häufig bekommt man den Eindruck, es würde falsche Hoffnung für teures Geld verkauft.

- Ein ethischer Imperativ in jeder Heilkunde ist der »*informed consent*«, die Einwilligung nach erfolgter **Aufklärung:** Patienten müssen über die Natur der Behandlung gründlich informiert werden und sich sodann damit einverstanden erklären. In weiten Bereichen der Alternativmedizin ist das jedoch äußerst problematisch. Wenn zum Beispiel ein Homöopath seinen Patienten erklären würde, dass sein Homöopathikum kein einziges aktives Molekül enthält, dass die Annahmen der Homöopathie den Naturgesetzen widersprechen und dass die klinische Evidenz die Homöopathie nicht stützt, dann würden die meisten Patienten wohl sehr rasch das Weite suchen. Daher findet solche Aufklärung fast nie statt. Das aber bedeutet, dass weite Bereiche der Alternativmedizin unter Missachtung der medizinischen Ethik ausgeübt werden.[148]
- Manche Befürworter der Alternativmedizin argumentieren, dass Verfahren, deren **Wirksamkeit** nicht einwandfrei nachgewiesen ist, dennoch nicht völlig von der Hand zu weisen seien, solange ihre Unwirksamkeit nicht unter Beweis gestellt wurde. Diesem scheinbar einleuchtenden Argument stehen zwei recht elementare Prinzipien entgegen. In jeder verantwortungsvollen Heilkunde verlassen wir uns nicht auf Maßnahmen, deren Unwirksamkeit nicht nachgewiesen ist, sondern wir vertrauen auf Therapien, deren Wirksamkeit eindeutig bewiesen wurde.
- Ferner sollten wir immer auch nach der **Plausibilität** fragen. Wenn ein Heilsversprechen zu gut klingt, um wahr zu sein, dann ist es das meist auch!

Die 20 besten Methoden

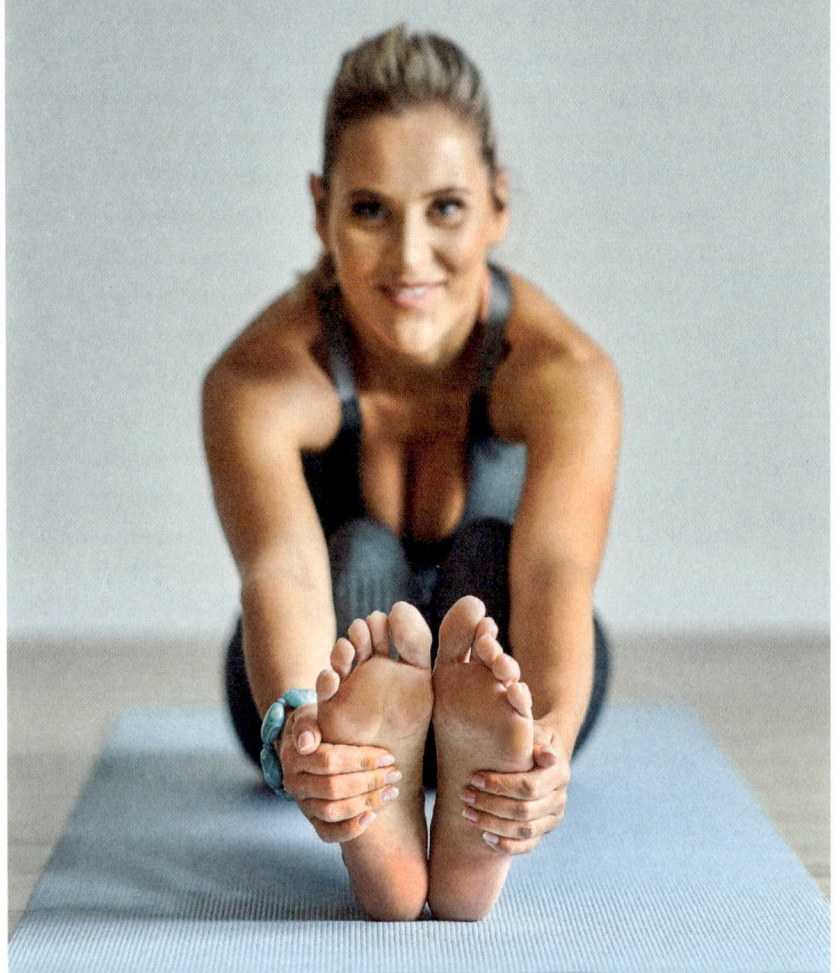

21 ALEXANDER-TECHNIK

Laut dem Alexander-Technik-Verband Deutschland (ATVD) handelt es sich bei der Alexander-Technik um eine »erlernbare Fähigkeit, besser mit sich selbst in den unterschiedlichsten Tätigkeiten und Lebenssituationen umzugehen.«[149]

Prävention durch neue Bewegungsmuster

Die Alexander-Technik wurde von Frederick Matthias Alexander (1869–1955) entwickelt, einem australischen Schauspieler, der Probleme mit seiner Stimme hatte und sie schließlich mithilfe seiner Methode lösen konnte.

Alexander kam zu der Ansicht, dass eine schlechte Körperhaltung und ungünstige Bewegungen eine Reihe von Gesundheitsproblemen verursachen. Insbesondere die Beziehung zwischen Kopf, Hals, Nacken und Rumpf sollte dabei eine zentrale Rolle spielen; sie wird mit dem Begriff Primärsteuerung (engl. *primary control)* charakterisiert. Alexander war aufgefallen, dass er seinen Kopf für gewöhnlich nach hinten und unten zog, was die Funktion seiner Haltungs-, Atem- und Stimmprozesse behinderte. Durch das Umlernen dieser Bewegungsmuster behob er seine wiederkehrenden Probleme. In der Folge entwickelte er ein detailliertes Programm mit dem Ziel, unnötige Muskelanspannungen zu vermeiden.

Alexander hatte ursprünglich gar nicht vor, eine Therapie zu entwickeln; dennoch hat sich seine Methode in den letzten Jahren zu einer beliebten alternativen Behandlungsweise entwickelt. Der ATVD meint dazu: »Mit dem Erlernen der Alexander-Technik entdecken Sie Ihre natürliche Koordination wieder und können gelassener mit Herausforderungen umgehen. Sie werden aufmerksam auf Gewohnheiten im

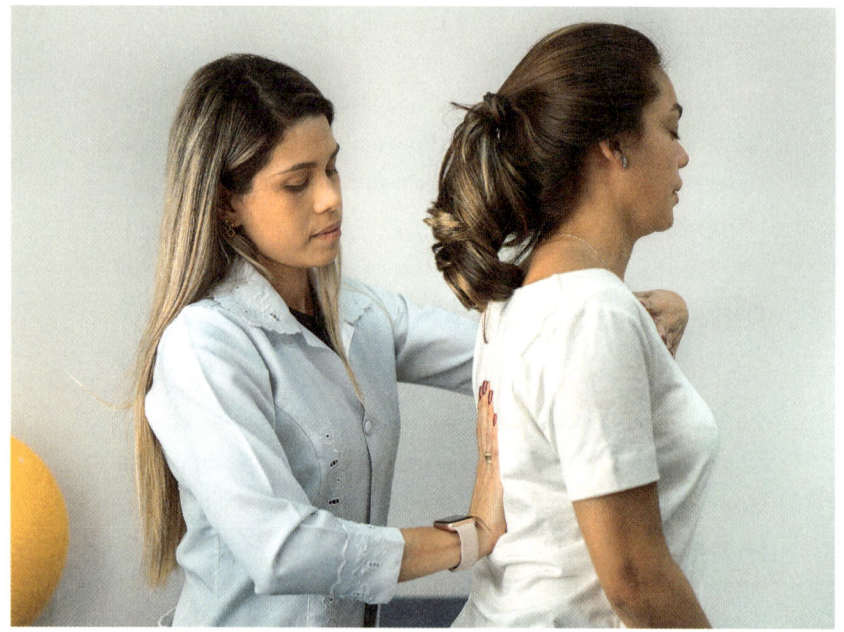

Alexander-Lehrer helfen, ungünstige Bewegungs- und Verhaltensmuster wahrzunehmen, zu verändern und so Beschwerden vorzubeugen.

Verhalten, Bewegen und Denken, die Ihnen nicht guttun, die Sie in Ihrer Ausdrucksfähigkeit und Ihren Lebensäußerungen einschränken und längerfristig zu Verspannungen, Schmerzen, Haltungsschäden, Nervosität und Erschöpfung führen können. Und Sie lernen, wie Sie diese Gewohnheiten ablegen und dadurch ausgeglichener, wirksamer und freier durch den Alltag gehen.«[150]

Die Technik wird von »Alexander-Lehrern« in Serien von 10 bis 40 Lektionen von 30 bis 60 Minuten Dauer unterrichtet. Alexander-Lehrer beobachten ihre Schüler und zeigen ihnen, wie sie sich mit weniger Anstrengung bewegen und ihre Körperhaltung korrigieren können. Sie arbeiten sowohl mit verbalen Anweisungen als auch mit manueller Führung des Patienten.

Anwendungsbereiche

Laut ATVD eignet sich die Alexander-Technik »zur Prävention von zahlreichen Körperstörungen und Erkrankungen, die durch ungünstigen Gebrauch des Bewegungsapparats und durch chronische Stressreaktionen hervorgerufen werden. Zu nennen sind hier unter anderem Rücken-, Schulter- und Nackenbeschwerden, Tennisellenbogen oder Mausarm, Gelenk- und Spannungsschmerzen, chronische Unruhe und Erschöpfung.«[151]

Ganz im Sinne ihres Erfinders wird die Alexander-Technik auch von vielen darstellenden Künstlern genutzt. Ihr Ziel ist es meist, die vokalen Funktionen zu verbessern, indem sie die Atmung optimieren. Die Methode soll sogar das Lampenfieber verringern und die Spontaneität erhöhen. Für diese Bereiche fehlt jedoch eine belastbare Evidenz.

Das spricht für diese Methode

Es gibt nur wenige Studien über die Alexander-Technik. In ihrer Gesamtheit legen sie nahe, dass die Methode bei chronischen Rückenschmerzen und Morbus Parkinson hilfreich sein kann. Eine systematische Übersichtsarbeit kam 2012 zu dem Schluss, dass »es gute Belege

RÜCKENSCHMERZEN

Fast jeder Mensch leidet gelegentlich an Rückenschmerzen, und es existieren sehr viele verschiedene therapeutische Ansätze, solche Beschwerden in den Griff zu bekommen. Kaum eine alternative Therapie wird nicht gegen Rückenprobleme empfohlen. Eine optimal wirksame Therapie wurde jedoch bis heute noch nicht identifiziert. Die Alexander-Technik ist nachweislich eine Option, um Rückenprobleme zu verringern. Ob sie anderen Optionen überlegen ist, ist nicht bekannt.

DIE FAKTEN

> Die Alexander-Technik war ursprünglich als Hilfe für darstellende Künstler gedacht.
> Als Therapie zielt sie darauf ab, hinderliche Bewegungsmuster zu korrigieren.
> Ihre Wirksamkeit ist bei Rückenproblemen ausreichend belegt.
> Nebenwirkungen sind nicht zu erwarten.
> Das Nutzen-Risiko-Verhältnis der Alexander-Technik ist bei Kreuzschmerzen positiv.

für die Wirksamkeit der Alexander-Technik bei chronischen Rückenschmerzen und mäßig gute Belege bei parkinsonassoziierten Behinderungen gibt. Vorläufige Erkenntnisse deuten darauf hin, dass die Alexander-Technik auch zu Verbesserungen des Gleichgewichts bei älteren Menschen, bei generalisierten chronischen Schmerzen, der Körperhaltung, der Atemfunktion und beim Stottern führen kann, aber es gibt nicht genügend Evidenz, um Empfehlungen in diesen Bereichen abzugeben«.[152]

Zwei Studien aus dem Jahr 2015 implizieren ferner, dass die Alexander-Technik das Hinfallrisiko bei älteren Menschen verringern[153] und Nackenschmerzen lindern[154] könnte. Diese Untersuchungen haben jedoch nur vorläufigen Charakter und sollten nicht in Therapieempfehlungen umgesetzt werden.

Nebenwirkungen

Bei der Alexander-Technik sind nur wenige Risiken denkbar – zum Beispiel, dass eine ernste Erkrankung nicht erkannt und stattdessen mit der AT behandelt wird. Die Kosten sind in der Regel moderat.

22 AUTOGENES TRAINING

Autogenes Training wurde vor rund 100 Jahren von dem deutschen Psychiater Johannes Heinrich Schultz (1884–1970) entwickelt. Seine Forschungen hatten gezeigt, dass die meisten Menschen in der Lage sind, einen Zustand tiefer Entspannung allein mithilfe ihrer Vorstellungskraft zu erreichen.

Selbsthynose zur Stressbewältigung

Autogenes Training kann als eine Form der Selbsthypnose (oder Autohypnose) beschrieben werden. Es besteht aus mentalen Übungen, bei denen der Patient Anweisungen an verschiedene Körperteile richtet, um die Körperwahrnehmung zu kontrollieren und die Muskel- und Gefäßspannung zu beeinflussen. Die ursprüngliche Methode von Schultz wurde später aufgrund neuer Erkenntnisse erweitert.

Das Autogene Training wurde zur Unterstützung der psychotherapeutischen Behandlung kranker Menschen entwickelt; heute wird es oft auch bei gesunden Personen eingesetzt. Das therapeutische Ziel ist dann meist, die Bewältigung von Stress im Alltag zu erleichtern.

STRESS

Stress verursacht körperliche und psychische Spannung. Die völlige Beseitigung von Stress ist weder möglich noch wünschenswert.
Es gibt zahlreiche Möglichkeiten, hohe Stresslevels zu senken. Viele alternative Behandlungsweisen verfolgen dieses Ziel.
Autogenes Training ist nachweislich wirksam bei Stress. Ob es anderen Optionen überlegen ist, ist nicht bekannt.

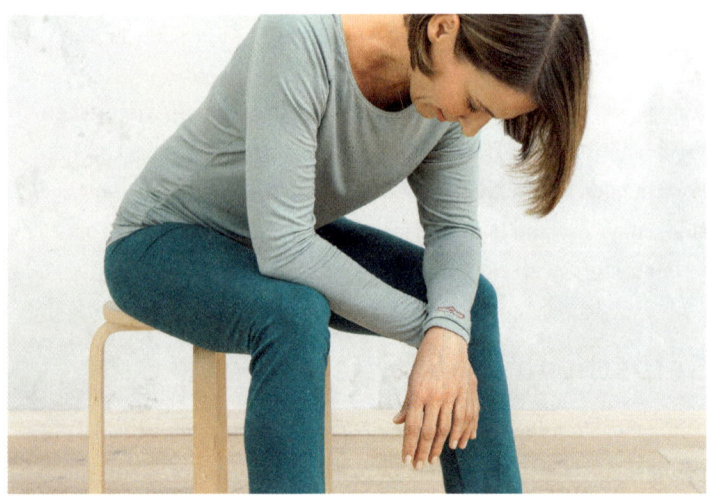

Autogenes Training dient der Entspannung und Stressreduktion und kann gut auch im Alltag geübt werden, speziell in der Kutscherhaltung.

Das Autogene Training wird in einer Reihe von Sitzungen durch einen qualifizierten Ausbilder unterrichtet und ist in drei Stufen gegliedert:

- Die Grund- oder Unterstufe beinhaltet Techniken, die das vegetative Nervensystem beeinflussen sollen.
- Die Organübungen sollen die Funktionen der einzelnen Organe regulieren.
- Die Oberstufe erschließt unbewusste Bereiche des Patienten.

Sobald die Methode beherrscht wird, sollte sie möglichst täglich für 15 bis 30 Minuten geübt werden und erfordert dann keine weitere Aufsicht mehr.

Das spricht für diese Methode

Die Technik wird heute für eine Reihe von (meist stressbedingten) Erkrankungen empfohlen. Klinische Studien sind aber nach wie vor rar. Das mag nicht zuletzt daran liegen, dass es für solche Untersuchungen kaum Forschungsmittel gibt. Eine systematische Übersichtsarbeit zum Autogenen Training kam zu folgender Schlussfolgerung: »Autogenes Training ist effektiv in der Therapie gegen Stress.«[155] Neuere Studien, die noch nicht in diese Zusammenfassung eingeschlossen werden konnten, zeigten ebenfalls positive Ergebnisse:

- Autogenes Training verbessert die Lebensqualität und die Motivation und vermindert Stress.[156]
- Autogenes Training lindert die Symptome einer Präeklampsie.[157]
- Autogenes Training beeinflusst den psychologischen Status bei chronischen somatischen Erkrankungen.[158]

Nebenwirkungen

Ernste Nebenwirkungen sind selten. Gelegentlich können Reaktionen wie starkes Herzklopfen, verstärkte Schmerzen oder Angstzustände auftreten.[159] Bei schweren psychischen Erkrankungen ist Autogenes Training kontraindiziert. Da das Training in Gruppen erlernt und später vom Anwender selbstständig ausgeführt werden kann, ist es eine kostengünstige Behandlungsweise.

DIE FAKTEN

> Das Autogene Training ist eine Form der Selbsthypnose.
> Es ist einfach und rasch erlernbar.
> Es ist eine wirksame Therapie zur Stressbewältigung.
> Ernste Nebenwirkungen sind selten.
> Das Nutzen-Risiko-Verhältnis des Autogenen Trainings zur Stressbewältigung ist positiv.

23 CHONDROITIN

Chondroitin ist eine Substanz, die in unserem Körper natürlich vorkommt und als Nahrungsergänzungsmittel vermarktet wird.

Nahrungsergänzung gegen Arthrose

Chondroitin wird hauptsächlich zur natürlichen Behandlung von Arthrose beworben, und es steht eine große Anzahl chondroitinhaltiger, frei verkäuflicher Präparate zu Verfügung. Oft wird Chondroitin mit Glucosamin (siehe Seite 153) kombiniert; ob Kombinationspräparate effektiver sind als Monopräparate, muss jedoch bezweifelt werden. Chondroitinsulfat ist ein natürlicher Bestandteil der Proteoglykane. Dies sind Substanzen, die an zahlreichen biologischen Prozessen beteiligt sind. Chondroitinsulfat ist unter anderem verantwortlich für die Widerstandsfähigkeit unseres Gelenkknorpels gegen mechanischen Verschleiß.

Nahrungsergänzungsmittel aus Chodroitin werden meist aus Extrakten von Rinder- oder Schweineknorpel hergestellt und oral eingenommen; sie sind daher für Vegetarier nicht geeignet.

ARTHROSE

Arthrose (oder Osteoarthrose) ist eine häufige Abnützungserscheinung der Gelenke. Insbesondere ältere Menschen sind betroffen.
Heute steht eine Vielzahl von Behandlungsmöglichkeiten zu Verfügung, die Arthroseschmerzen lindern. Chondroitin hilft in einem gewissen Rahmen bei Arthrose. Ob es jedoch effektiver als andere Mittel ist, erscheint ungewiss.

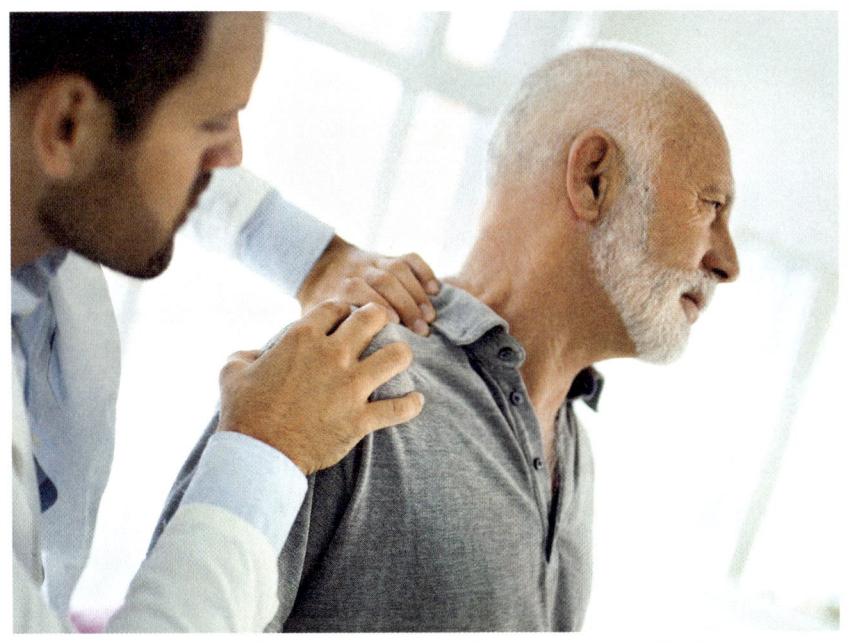

Arthrose kann in allen Gelenken auftreten. Chondroitin, das aus Tierknorpel gewonnen wird, lindert Schmerzen und kann die Beweglichkeit verbessern.

Das spricht für diese Methode

Die Ergebnisse der klinischen Studien, von denen viele methodische Schwächen haben, sind nicht ganz einheitlich. Ein Cochrane-Review (siehe Seite 48) aus dem Jahr 2015 kam zu dem Schluss, dass »Chondroitin (allein oder in Kombination mit Glucosamin) in Kurzzeitstudien die Schmerzen bei Osteoarthritis besser als ein Placebo linderte. Der Nutzen war gering bis mäßig […, aber er scheint] klinisch bedeutsam zu sein«.[160]

Zwei Zusammenfassungen der Daten im Jahr 2019 bestätigen diesen Befund: Eine Übersichtsarbeit von insgesamt 18 Einzelstudien zeigte, dass Chondroitin kleine bis moderate Wirkungen auf die Schmerzintensität bei Arthrose hat, dass die Effekte auf das Gelenk selbst jedoch

DIE FAKTEN

> Chondroitin ist ein derzeit sehr beliebtes Nahrungsergänzungsmittel.
> Seine Wirksamkeit bei Arthrose ist ausreichend belegt, aber nicht dramatisch.
> Bei vorschriftsmäßiger Anwendung ist es weitgehend unbedenklich.
> Vorsicht ist geboten bei Präparaten schlechter Qualität.
> Das Nutzen-Risiko-Verhältnis von Chondroitin bei Arthrose ist positiv.

gering waren.[161] Eine Meta-Analyse belegt ferner, dass Chondroitin bei Patienten, die an Arthrose leiden, zu deutlichen Funktionsverbesserungen führt.[162]

Nebenwirkungen

Chondroitin ist nach einhelliger Meinung der Experten relativ unbedenklich; Nebenwirkungen sind selten und in aller Regel mild. Einige Patienten haben über Kopfschmerzen, allergische Reaktionen und Durchfall geklagt.

Chondroitin kann mit einer Reihe herkömmlicher Medikamente interagieren und sollte daher von Patienten, die weitere Arzneimittel einnehmen, nicht ohne ärztlichen Rat eingenommen werden.

Kontaminationen von Chondroitinpräparaten schlechter Qualität sind beschrieben worden; es ist daher stets wichtig, nur bei seriösen Quellen zu kaufen.

Da die Therapie mit Chondroitin meist eine Langzeitbehandlung ist, können die Kosten erheblich sein.

24 FELDENKRAIS-METHODE

Die Feldenkrais-Methode ist eine Übungstherapie, die von dem Elektroingenieur Moshe Feldenkrais (1904–1984) entwickelt wurde. Feldenkrais nahm an, dass sich durch die Schulung der Selbstwahrnehmung und der Integration von Körper und Geist grundlegende menschliche Funktionen verbessern und Schmerzen reduzieren lassen. Dabei orientiert sich die Feldenkrais-Methode am sogenannten »organischen Lernen« der Kleinkinder. Feldenkrais postulierte, dass sich dieses Lernen auch über die Kindheit hinaus fortsetzen lässt.

Schulung neuer Bewegungsmuster

Die Feldenkrais-Methode basiert auf Judo, auf der künstlerischen Körperschulung der 1920er-Jahre sowie auf Prinzipien der manuellen Medizin. Im Mittelpunkt steht die Korrektur der für den Patienten

Mit sanften Übungen fördert die Feldenkrais-Methode die körperliche und geistige Beweglichkeit und ist deshalb in der Schmerztherapie beliebt.

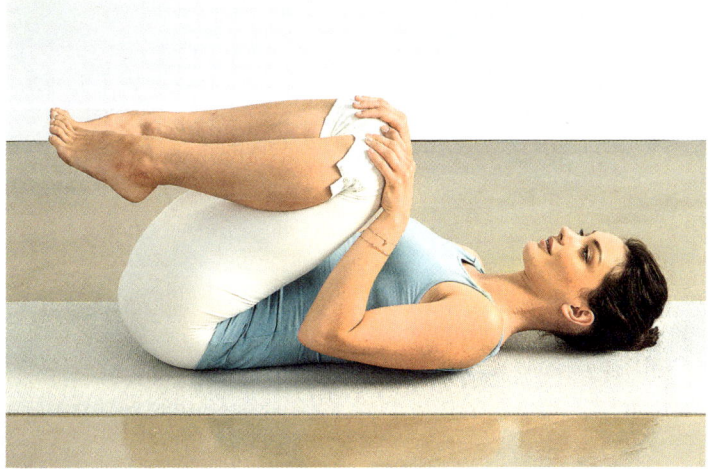

typischen Bewegungsmuster, die zu Beschwerden führen. Nachteilige Bewegungsmuster sollen »entlernt« und neue Bewegungsabläufe erlernt werden. Der Patient soll sich seines eigenen Tuns bewusst werden und so eine neue körperliche und geistige Beweglichkeit erlangen. Der Therapeut lenkt die Aufmerksamkeit des Patienten auf alte Bewegungsmuster, die als ineffizient oder belastend identifiziert wurden, und versucht, ihm mithilfe sanfter, langsamer, repetitiver Bewegungen neue Muster beizubringen.

Die Methode wird von speziell ausgebildeten Physiotherapeuten oder alternativen Heilern in zwei Hauptschritten unterrichtet:

- »Funktionale Integration« und
- »Bewusstheit durch Bewegung«

Feldenkrais ist beliebt in der orthopädischen, neurologischen oder psychosomatischen Therapie von Schmerzen, die durch Fehlhaltungen bedingt sind. Das therapeutische Ziel besteht meist darin, die körperlichen und psychischen Funktionen des Patienten im täglichen Leben zu verbessern. Befürworter der Methode gehen davon aus, dass ihre

GLEICHGEWICHTSSTÖRUNGEN

Gleichgewichtsstörungen sind häufig, insbesondere bei älteren Menschen. Sie erhöhen das Risiko von Stürzen und sind daher ernst zu nehmen.

Es gibt viele Ursachen dafür, von denen einige behebbar sind. Daher sollte stets nach der Ursache geforscht werden. Die optimale Therapie orientiert sich an der Ursache.

Es existieren zahlreiche therapeutische Optionen. Die Feldenkrais-Methode hilft nachweislich Senioren bei Gleichgewichtsstörungen.

DIE FAKTEN

> Die Feldenkrais-Methode ist eine krankengymnastische Technik zum Erlernen von vorteilhaften Bewegungsmustern.
> Die ihr zugrunde liegenden Annahmen sind vage und aus wissenschaftlicher Sicht wenig plausibel.
> Dennoch scheint die Methode unter anderem das Gleichgewichtsgefühl von älteren Menschen wirksam zu verbessern.
> Nebenwirkungen sind nicht zu erwarten.
> Das Nutzen-Risiko-Verhältnis der Feldenkrais-Methode ist zur Verbesserung des Gleichgewichts von Senioren positiv.

Therapie geschädigte Verbindungen zwischen dem motorischen Kortex des Gehirns und dem Körper wiederherstellen kann.

Das spricht für diese Methode

Es gibt mehrere klinische Studien, die die Wirksamkeit der Feldenkrais-Methode getestet haben; die meisten sind jedoch methodisch schwach. Eine Meta-Analyse mit insgesamt 20 Studien aus dem Jahr 2015 kam zu dem Schluss, dass die Evidenz speziell zur Verbesserung des Gleichgewichts bei Senioren positiv ist.[163] Neuere Ergebnisse zeigen vielversprechende Effekte bei Patienten, die an Rückenschmerzen,[164, 165] Parkinson[166] oder chronischen Nackenschmerzen[167] leiden. Insgesamt legt diese Evidenz nahe, dass die Feldenkrais-Methode in bestimmten Situationen hilfreich sein kann, auch wenn die ihr zugrunde liegenden Annahmen fragwürdig sind.

Nebenwirkungen

Die Feldenkrais-Methode gilt allgemein als frei von Nebenwirkungen.

25 FISCHÖL

Fischölpräparate sind seit geraumer Zeit äußerst beliebt. Das ist kaum verwunderlich, denn sie gehören heute mit zu den am besten erforschten Nahrungsergänzungsmitteln.

In den 1970er-Jahren glaubten zwei junge dänische Wissenschaftler zu bemerken, dass bei den grönländischen Eskimos (Inuit) die Prävalenz von Herzerkrankungen auffallend niedrig ist (Prävalenz bezeichnet die Häufigkeit einer Krankheit in einer Bevölkerung zu einem bestimmten Zeitpunkt). Hans Olaf Bang und Jørn Dyerberg begannen ihrem Verdacht nachzugehen und stellten unter anderem fest, dass die Nahrung der Inuit große Mengen an Robben- und Walfett enthielt. Diese Beobachtung führte zu der Hypothese, dass diese »Eskimodiät« die Ursache für die geringere Prävalenz von koronaren Herzkrankheiten sei.[168]

Fischöl enthält reichlich Omega-3-Fettsäuren, die als »gute« Fette gelten und unter anderem positiv auf das Herz-Kreislauf-System wirken.

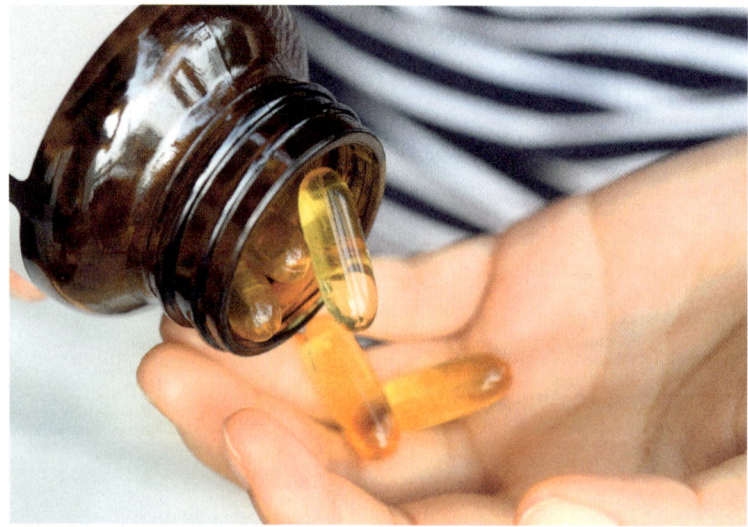

PFLANZLICHE QUELLEN FÜR GESUNDE FETTE

Beispiele für Lebensmittel, die Omega-3-Fettsäuren liefern, mit denen auch Vegetarier und Veganer ihren Bedarf decken können:

> Blumenkohl   > Rettich
> Brokkoli   > Rosenkohl
> Leinsamen   > Soja
> Linsen   > Spinat
> Nüsse

»Eskimodiät« fürs Herz

In der Folgezeit wurde dieses Phänomen von verschiedenen Arbeitsgruppen untersucht, und man fand heraus, dass die »Eskimodiät« hohe Konzentrationen an mehrfach ungesättigten Omega-3-Fettsäuren enthielt. Diese Fettsäuren stammten vor allem von Fischen, was plausibel erschien, denn Robben und Wale ernähren sich überwiegend von Fischen.[169]

Erste klinische Studien bestätigten sodann, dass der regelmäßige Verzehr von Fisch oder Fischöl eine Vielzahl von kardiovaskulären, gerinnungshemmenden und entzündungshemmenden Wirkungen zur Folge hat.[170] Dieser Befund führte dazu, dass die Einnahme von Fischölpräparaten oder regelmäßigen Fischmahlzeiten bei einer Vielzahl von Erkrankungen empfohlen wurde. Inzwischen sind einige dieser frühen Daten durch neuere Studien entkräftet worden,[171] und die anfängliche Begeisterung für Fischöl-Nahrungsergänzungsmittel hat nachgelassen.[172]

Um von den Wirkungen der Omega-3-Fettsäuren zu profitieren, ist es im Übrigen nicht notwendig, Nahrungsergänzungsmittel zu nehmen.

DIE FAKTEN

> Fischöl-Präparate sind seit vielen Jahren ein Verkaufsschlager.
> Die Forschung zu diesem Thema war und ist intensiv.
> Die Ergebnisse sind widersprüchlich, aber bei einer Reihe von Erkrankungen positiv. Die Effekte sind jedoch meist eher gering.
> Das Nutzen-Risiko-Verhältnis ist bei einigen Erkrankungen positiv.

Ein bis zwei Mahlzeiten pro Woche mit möglichst fettigem Fisch, zum Beispiel Makrele, Hering oder Lachs, können ausreichen, insbesondere wenn der Fisch weniger gesunde Nahrungsmittel ersetzt.

Das spricht für dieses Mittel

Heute ist die Datenlage über Fischöl komplex und voller Widersprüche; sie impliziert aber, dass es zur Senkung des Blutdrucks, zur Normalisierung erhöhter Triglyceridwerte im Blut, zur Stabilisierung bestimmter Herzrhythmusstörungen, bei einigen Formen von Depressionen, zur Behandlung von Psoriasis und Multipler Sklerose sowie zur Prävention einer Präeklampsie nützlich sein könnte.[173, 174, 175, 176] Keine Wirksamkeit zeigen Fischölpräparate dagegen bei altersbedingter Abnahme der mentalen Funktionen[177] oder bezüglich der herzkreislaufbedingten Sterblichkeit[178].

Nebenwirkungen

Die regelmäßige Einnahme von Fischöl birgt auch Risiken. Die Aufnahme sehr hoher Mengen von Omega-3-Fettsäuren (3 Gramm oder mehr pro Tag) erhöht das Risiko von Blutungen und Schlaganfällen. Einige Präparate sind mit Quecksilber verunreinigt, das natürlich giftig ist. Wie immer lohnt es sich, nur seriöse Anbieter zu frequentieren.

26 GLUCOSAMIN

Glucosamin, ein Traubenzuckerderivat, ist Bestandteil des menschlichen Bindegewebes, des Knorpels und der Gelenkflüssigkeit. Glucosamin wird heute als »natürliches« Nahrungsergänzungsmittel verkauft und halbsynthetisch hergestellt, meist aus dem Chitin-Exoskelett von Schalentieren. Für Vegetarier und Veganer ist es daher nicht geeignet. Häufig wird es mit Chondroitin (siehe Seite 144) kombiniert; ob diese Kombination sinnvoll ist, scheint ungewiss.

Nahrungsergänzung gegen Arthrose

Eine Vielzahl von glucosaminhaltigen Produkten ist heute auf dem Markt. Die meisten enthalten Glucosaminsulfat oder Hydrochlorid. Einiges spricht dafür, dass Glucosaminsulfat wirksamer ist. Es wird

Studien belegen, dass Glucosamin die Schmerzen bei chronischer Arthrose lindert sowie vermutlich weiteren Erkrankungen vorbeugen kann.

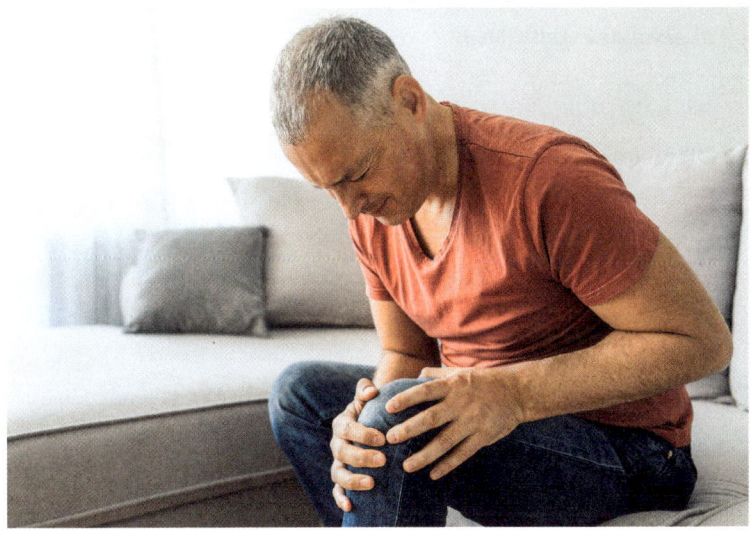

ARTHROSE

Arthrose ist eine weit verbreitete Abnützungserscheinung der Gelenke (vor allem von Hüfte und Knie). Insbesondere ältere Menschen sind davon betroffen.
Glucosamin hilft bei Arthrose und wird häufig mit Chondroitin (siehe Seite 144) kombiniert. Es steht aber eine Vielzahl weiterer Behandlungsmöglichkeiten zur Verfügung. Ob Glucosamin besser wirkt als andere therapeutische Optionen, erscheint ungewiss.

üblicherweise oral in Dosierungen von 700 bis 1250 mg pro Tag verabreicht. Die optimale Dosis ist noch umstritten.
Glucosamin wird vornehmlich zur Behandlung von Arthrose empfohlen. Die pharmakologischen Wirkungen von Glucosamin sind denen des Chondroitin ähnlich und umfassen entzündungshemmende, antioxidative, Anti-Aging-, antifibrotische, neuroprotektive und kardioprotektive Aktivitäten.[179]

Das spricht für dieses Mittel

Die jüngsten systematischen Übersichtsarbeiten zur klinischen Evidenz ziehen zurückhaltend positive Schlussfolgerungen:

- »Zu den Interventionen, die bedeutende Schmerzreduktion bei chronischer Arthrose verursachen können, gehört […] Glucosamin.«[180]
- »Glucosamin […] hat positive Ergebnisse in klinischen Studien erbracht.«[181]
- »Glucosamin Sulfat ist kosteneffektiv.«[182]
- »Glucosamin kann bei Kniearthrose die Schmerzen lindern.«[183]

Mehrere Bevölkerungsstudien haben gezeigt, dass die regelmäßige Einnahme von Glucosamin einer Reihe anderer Erkrankungen vorbeugen könnte. Die jüngsten Daten hierzu stammen aus der britischen »Biobank-Studie« von 2020, die rund eine halbe Million Menschen einschloss.[184] Ihre Ergebnisse sprechen für erhebliche Risikoverminderungen – unklar ist hier allerdings, ob dieser Zusammenhang tatsächlich kausaler Natur ist:

- Gesamtsterblichkeit (15 Prozent)
- Herz-Kreislauf-Mortalität (18 Prozent)
- Krebsmortalität (6 Prozent)
- respiratorische Mortalität (27 Prozent)
- Magen-Darm-Mortalität (26 Prozent)

Nebenwirkungen

Glucosamin wird im Allgemeinen als ungefährlich angesehen; die Nebenwirkungen sind selten und in der Regel mild; sie äußern sich vor allem in Magenverstimmungen, Verstopfung, Durchfall, Kopfschmerzen und allergischen Reaktionen. Interaktionen mit Gerinnungshemmern können auftreten; daher sollten betroffene Patienten Glucosaminpräparate meiden.

DIE FAKTEN

> Glucosamin ist ein sehr beliebtes Nahrungsergänzungsmittel.
> Seine Wirksamkeit bei Arthrose ist ausreichend belegt.
> Bei vorschriftsmäßiger Anwendung ist es weitgehend unbedenklich.
> Vorsicht ist geboten bei Präparaten schlechter Qualität.
> Das Nutzen-Risiko-Verhältnis von Glucosamin bei Arthrose ist positiv.

27 HYPNOTHERAPIE

Bei der Hypnotherapie (oder Hypnosetherapie) werden die Patienten zu therapeutischen Zwecken in einen tranceähnlichen Bewusstseinszustand versetzt. In vielen Kulturkreisen hat Hypnose alte Wurzeln. In jüngerer Zeit führte Anton Mesmer (1734–1815) die Hypnotherapie in die Medizin ein. Zunächst war Mesmer sehr erfolgreich – bis eine königliche Kommission seine Methode des »animalischen Magnetismus« untersuchte und entschied, dass ihre Effekte der Fantasie zuzuschreiben seien.

Heute gibt es verschiedene Schulen der Hypnotherapie, zum Beispiel die Erickson'sche Hypnotherapie, die kognitive Verhaltenshypnotherapie oder die kurative Hypnotherapie.

Heilsame Tiefenentspannung

Die Hypnotherapie erzeugt bei vielen Patienten einen Zustand tiefer Entspannung, der bei einer Reihe von Beschwerden hilfreich sein kann. Ärzte, Zahnärzte, Psychologen, Heilpraktiker, Krankenschwestern und andere Berufsgruppen setzen die Hypnotherapie zur Behandlung vieler Erkrankungen oder Symptome ein – von Schmerzen und Stress bis hin zu Reizdarmsyndrom und Drogenabhängigkeit. Ein Heilpraktiker zum Beispiel empfiehlt sie als »Psychotherapie vielfältiger Störungsbilder – insbesondere Ängste, Phobien, Zwänge, neurotische Depressionen und Burn-out. Auch bei psychosomatischen Störungen wie Migräne, Autoimmunerkrankungen und Allergien erweist sich die Hypnosetherapie als wirksam«.[185]

Das spricht für diese Methode

Das Volumen an klinischen Studien ist umfangreich. Die Evidenz differiert je nach Indikation, die Hypnotherapie ist also sicher kein

Allheilmittel. Die meisten systematischen Übersichtsarbeiten neueren Datums betonen die oft schlechte Qualität der Primärstudien, sind aber insgesamt dennoch ermutigend, zum Beispiel:

- »Zur Therapie des Reizdarmsyndroms gibt es einige evidenzbasierte Behandlungsweisen, zum Beispiel [...] Hypnotherapie.«[186]
- »In der Langzeittherapie des Reizdarmsyndroms sind Kognitive Verhaltenstherapie und Hypnotherapie am wirksamsten.«[187]
- »Hypnotherapie verbessert das Erlebnis einer Geburt.«[188]
- »Hypnotherapie ist effektiv bei chronischen Schmerzen.«[189]
- »Hypnose reduziert die Schmerzintensität und die Angst bei Erwachsenen, die an Brandwunden leiden. Aufgrund der methodischen Einschränkungen sind klinische Empfehlungen jedoch noch verfrüht.«[190]
- »Die Wirksamkeit von Hypnose oder Hypnotherapie bei der Stressreduktion ist noch immer unklar.«[191]

OFFENE FRAGEN

Obschon die Hypnotherapie klinisch gut untersucht ist, bleiben noch viele Fragen offen:

> Welche Berufsgruppe ist am besten qualifiziert?
> Ist Hypnotherapie anderen Behandlungsweisen überlegen? Falls ja, welchen Behandlungsweisen?
> Welche Variante der Hypnotherapie ist bei welcher Indikation am geeignetsten?
> Ist Hypnotherapie mehr als eine Placebotherapie? (Placebokontrollierte Studien sind nicht möglich und fehlen daher.)
> Warum sind manche Menschen nicht hypnotisierbar?

DIE FAKTEN

> Hypnotherapie hat eine lange Geschichte.
> Heute wird sie von verschiedenen Berufsgruppen eingesetzt.
> Hypnotherapie ist erwiesenermaßen wirksam beim Reizdarmsyndrom, bei Schmerzen und bei Angstzuständen.
> Nebenwirkungen scheinen selten zu sein.
> Das Nutzen-Risiko-Verhältnis der Hypnotherapie ist bei den oben genannten Indikationen positiv.

- »Die Hypnose kann den Einsatz von Schmerzmitteln während der Wehen verringern.«[192]
- »Die Hypnotherapie beeinflusst die Abbruchrate beim Nikotinentzug nicht.«[193]

In Deutschland ist die Hypnotherapie in bestimmten Anwendungsbereichen anerkannt. In Österreich ist sie sogar eine gesetzlich anerkannte Psychotherapierichtung. Der Einsatz der Hypnotherapie ist gesetzlich geregelt.

Nebenwirkungen

Die Hypnotherapie ist nicht völlig frei von Nebenwirkungen. Sie wurde mit dem »Syndrom der falschen Erinnerung« (engl.: *false memory syndrome)* in Verbindung gebracht, bei dem unangenehme Erinnerungen an Ereignisse, die nie wirklich stattgefunden haben, in das Gehirn des Patienten eingepflanzt werden.
Die Hypnotherapie sollte nicht bei Patienten angewendet werden, die an Persönlichkeitsstörungen oder Epilepsie leiden.

28 JOHANNISKRAUT

Präparate aus Johanniskraut *(Hypericum perforatum)* sind seit Jahren ein Bestseller im Bereich der Phytotherapie. Im Jahr 2019 war Johanniskraut sogar die »Arzneipflanze des Jahres«. Innerlich wird es vor allem bei leichten bis mittelschweren Depressionen eingesetzt. Daneben gibt es zahlreiche weitere Heilsversprechen, die jedoch nicht evidenzbasiert sind.[194] Viele orale Präparate unterschiedlicher Qualität sind derzeit meist als Nahrungsergänzungsmittel auf dem Markt.

Hilfe bei Depressionen

Johanniskraut ist in Europa, Westasien und Nordafrika heimisch. Aus den oberen Pflanzenteilen, die kurz vor oder während der Blütezeit gesammelt werden, gewinnt man Extrakte mit potenten Inhaltsstoffen,

Johanniskraut blüht im Juni und Juli, enthält vielseitig wirksame Inhaltsstoffe und ist nachweislich hilfreich bei Depressionen.

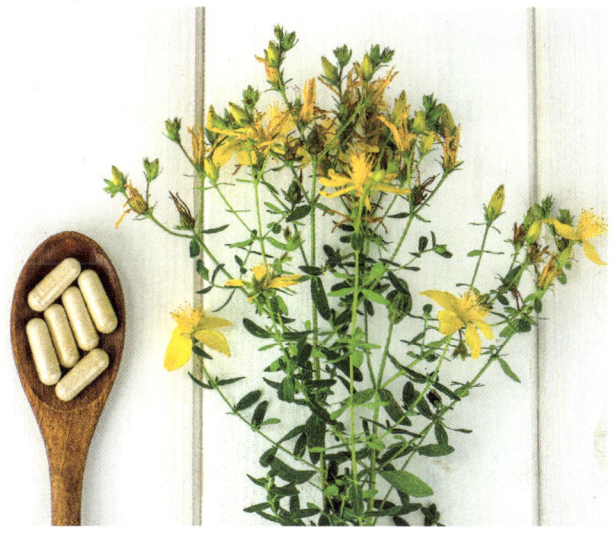

darunter Hypericin, Pseudohypericin und Hyperforin. Sie haben viele pharmakologische Eigenschaften,[195, 196] zum Beispiel wirken sie

- antidepressiv
- antimikrobiell
- antitumoral

- entzündungshemmend
- schmerzlindernd
- wundheilend

Das spricht für dieses Mittel

Heute gibt es etwa 50 klinische Studien über Johanniskraut bei Depressionen, von denen viele von guter methodischer Qualität sind. Die Ergebnisse wurden in mehreren systematischen Übersichtsarbeiten zusammengefasst, deren Fazit durchweg positiv ausfiel, zum Beispiel:

- »Johanniskraut hat bei Patienten mit leichter bis mittelschwerer Depression eine mit herkömmlichen Antidepressiva vergleichbare Wirksamkeit und Verträglichkeit.«[197]
- »Johanniskraut ist einem Placebo signifikant überlegen.«[198]

DIE FAKTEN

> Johanniskraut weist eine breite Palette pharmakologischer Wirkungen auf.

> Seine Wirksamkeit bei milder bis mittelschwerer Depression ist gut belegt.

> Interaktionen mit synthetischen Arzneimitteln müssen beachtet werden.

> Die Kosten für qualitativ hochwertige Präparate sind erheblich.

> Das Nutzen-Risiko-Verhältnis von Johanniskraut in der Therapie von Depressionen ist positiv.

WIRKUNGSNACHWEIS

Es gibt Tausende von pflanzlichen Heilmitteln. Die Anwendung der
allermeisten ist nicht evidenzbasiert. Johanniskraut hingegen ist (mit
Knoblauch, siehe Seite 162) das Pflanzenheilmittel, dessen Wirkung
wohl am besten durch hochwertige Studien belegt wurde. Es ist eine
der wenigen alternativen Therapien, die bezüglich ihres Nutzen-Risiko-
Profils einer konventionellen Behandlung von Depressionen mindestens ebenbürtig sind.

Nebenwirkungen

Johanniskraut gilt als weitgehend unbedenklich; ernste Probleme, zum
Beispiel Phototoxizität, wurden zwar beobachtet, sind aber sehr selten.
Johanniskraut hat bei richtiger Anwendung deutlich weniger Nebenwirkungen als herkömmliche Antidepressiva.[199]
Ein potenziell ernstes Problem ist jedoch, dass Johanniskraut mit
etwa der Hälfte aller verschreibungspflichtigen Medikamente Wechselwirkungen eingeht.[200] Dadurch kann der Blutspiegel dieser Medikamente so weit gesenkt werden, dass ihre Wirksamkeit gefährdet ist.
Zu den betroffenen Medikamenten gehören unter anderem Antikoagulantien (Blutgerinnungshemmer) und orale Kontrazeptiva (emp-
fängnisverhütende Mittel).
Eine weitere Gefahr besteht darin, dass einige der im Handel erhältli-
chen Johanniskrautpräparate von minderwertiger Qualität sind und
wenig oder gar keine Wirkstoffe enthalten. Wie immer ist es daher rat-
sam, Nahrungsergänzungsmittel nur von seriösen Quellen zu beziehen.
Ist die Diagnose einer mittelschweren Depression gesichert, übernehmen die deutschen Krankenkassen die Kosten für Johanniskrautpräparate, die mindestens 300 mg Hypericum-perforatum-Extrakt enthalten.

29 KNOBLAUCH

Knoblauch *(Allium sativum)* ist ein von alters her beliebtes pflanzliches Heilmittel. Der Name »Knoblauch« stammt aus dem Althochdeutschen und bedeutet »gespaltener Lauch«. Die Pflanze stammt ursprünglich aus Zentralasien und gelangte von dort nach Europa. Als Zutat beim Kochen ist der Knoblauch heute überall auf der Welt bekannt.

Pflanzenheilmittel mit breitem Spektrum

Knoblauch enthält Alliin, das im Körper zu Allicin, seinem wichtigsten Wirkstoff, und Diallyldisulfid, Diallylthiosulfonat sowie Ajoen abgebaut wird. Daneben kommen im Knoblauch auch ätherische Öle, Flavonoide sowie Vitamine und Mineralstoffe vor.

In den letzten Jahrzehnten wurde Knoblauch intensiv beforscht, und heute gehört er (mit Johanniskraut) zu den am gründlichsten untersuchten Phytotherapeutika. Derzeit sind zahlreiche knoblauchhaltige Nahrungsergänzungsmittel unterschiedlicher Qualität im Handel.

Wirkungen

Knoblauch hat eine Vielzahl von pharmakologischen Wirkungen,[201, 202] zum Beispiel wirkt er

- antibakteriell
- antiviral
- fungizid (pilztötend)
- antioxidativ
- antiphlogistisch (entzündungshemmend)
- antihypertensiv (blutdrucksenkend)
- kardioprotektiv (herzschützend)
- antithrombotisch
- antidiabetisch
- neuroprotektiv (nervenzellenschützend)
- krebshemmend

HERZ-KREISLAUF-SCHUTZ

Knoblauch erniedrigt das kardiovaskuläre Risiko. Kardiovaskuläre Risikofaktoren können aber oft allein durch eine Umstellung der Lebensgewohnheiten positiv beeinflusst werden. Dazu gehören unter anderem mehr Bewegung, Aufgabe des Rauchens, Reduktion von Übergewicht und weniger Stress. Wichtig sind ferner Blutdruck- und Cholesterinwerte; die regelmäßige Einnahme von Knoblauch kann vor allem bei diesen beiden Faktoren helfen.

Es reicht aber oft schon aus, regelmäßig reichlich Knoblauch in Salate und andere Rohkost zu geben. Beim Kochen verliert der Knoblauch einen Großteil seiner pharmakologischen Aktivität.

Das spricht für dieses Mittel

Zahlreiche systematische Übersichtsarbeiten fassen die vielen klinischen Studien zum Knoblauch zusammen und kommen zu ermutigenden Ergebnissen, zum Beispiel:

- »Knoblauch senkt die Blutspiegel von LDL und Triglyzeriden.«[203]
- »Knoblauch senkt den systolischen Blutdruck von Hochdruckpatienten.«[204]
- »Knoblauch hat das Potenzial, die Funktion der Gefäße zu verbessern.«[205]
- »Knoblauch könnte das Risiko von kolorektalem Krebs vermindern.«[206]
- »Als adjuvante Therapie verbessert Allicin die Eradikation von H. pylori, das Abheilen von Magengeschwüren und die Remission von Beschwerden.«[207]
- »Knoblauch scheint den Bauchumfang zu verringern.«[208]

DIE FAKTEN

> Knoblauch ist als Gewürz und Arznei seit Jahrhunderten bekannt und beliebt.
> Es ist nachweislich bei einigen Indikationen wirksam.
> Am besten sind die multiplen Einzeleffekte untersucht, die insgesamt seine kardioprotektive Wirkung ausmachen.
> Nebenwirkungen können auftreten, sind aber eher gering.
> Das Nutzen-Risiko-Verhältnis von Knoblauch ist positiv.

Die klinischen Effekte von Knoblauch sind also vielfältig, aber gleichzeitig sind sie meist nur geringgradig ausgeprägt und können sich nicht mit denen synthetischer Medikamente messen. Die Vielzahl seiner verschiedenen Wirkungen auf das Herz-Kreislauf-System könnte sich jedoch aufaddieren und insgesamt einen erheblichen kardiovaskulären Nutzen ergeben.

Nebenwirkungen

Der Verzehr von Knoblauch führt zu dem wohlbekannten Körper- und Mundgeruch und ist zudem mit mehreren Nebenwirkungen verbunden. Das bedeutendste Risiko eines hochdosierten Knoblauchkonsums besteht in seiner Wechselwirkung mit verschriebenen Medikamenten, insbesondere mit Antikoagulantien (Blutgerinnungshemmern); in solchen Fällen könnte es zu gefährlichen Blutungen kommen.[209]

30 LACHTHERAPIE

Lachtherapie (oder Humortherapie) ist der Einsatz von Humor und Lachen zu therapeutischen Zwecken. Sie wird meist als Gruppentherapie praktiziert. Einige Kliniken setzen auch Clowns bei Kindern ein. Die ansteckende Natur des Lachens wird genutzt, um die Patienten zum Lachen zu bringen. Dadurch sollen sie sich entspannen, was positive Auswirkungen auf die Gesundheit haben könnte.

Wohltuende Wirkung auf die Psyche

Es gibt verschiedene Versionen der Lachtherapie. Beim Lach-Yoga zum Beispiel soll der Mensch über die motorische Ebene zum Lachen kommen; ein anfangs künstliches Lachen soll in echtes Lachen übergehen. Lach-Yoga bietet eine Kombination aus Klatsch-, Dehn- und Atemübungen sowie pantomimischen Übungen an, die zum Lachen anregen.

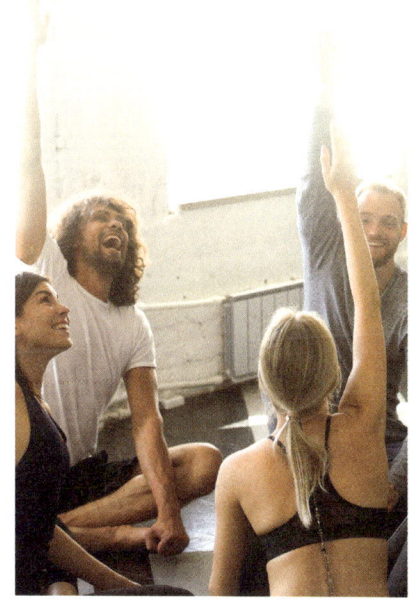

Lachen ist gesund, weiß der Volksmund, und es kann tatsächlich das allgemeine Wohlbefinden steigern. Durch das Lachen sollen im Körper entzündungshemmende und schmerzstillende Substanzen (zum Beispiel Endorphine) freigesetzt, Stresshormone abgebaut, das Immunsystem stimuliert, der Sauerstoffaustausch im

Lachen ist ansteckend, wirkt entspannend und stresslindernd und steigert nachweislich das Wohlgefühl.

Gehirn erhöht, das Herz-Kreislauf-System in Schwung gebracht, die Atmung verbessert und der Stoffwechsel angeregt werden.

Mögliche Effekte

Die Lachtherapie soll also einen breiten gesundheitlichen Nutzen bieten, zum Beispiel:

- Entspannung der gesamten Muskulatur
- Linderung von Schmerzen
- Stärkung der Immunabwehr und der Organfunktionen
- Verbesserung der geistigen Funktionen
- Stabilisierung der Psyche
- Verbesserung des Wohlbefindens
- Verringerung von innerer Spannung
- Verbesserung des Schlafs
- Stärkung sozialer Bindungen

Viele dieser Effekte sind jedoch bei Weitem nicht so gut dokumentiert, wie dies von den Befürwortern oft behauptet wird. Das liegt nicht

PSYCHISCHE WIRKUNG

Lachtherapie hat positive Effekte auf die Psyche, entspannt den Körper und den Geist.
Zahlreiche weitere Verfahren haben ähnliche Effekte. Beispiele hierfür sind folgende, in diesem Kapitel ebenfalls besprochene Therapien: Autogenes Training, Hypnotherapie, Musiktherapie, Progressive Muskelentspannung. Ob Lachtherapie diesen Alternativen überlegen ist, scheint ungewiss.

DIE FAKTEN

› Die Lachtherapie wird seit den 1980er-Jahren in den USA klinisch erprobt. Heute ist sie auch im deutschsprachigen Raum beliebt.
› Lachtherapie hat positive Effekte auf die Psyche, indem sie Stress abbaut und das Wohlbefinden erhöht.
› Nebenwirkungen sind nicht zu erwarten.
› Das Nutzen-Risiko-Verhältnis der Lachtherapie ist positiv.

zuletzt daran, dass methodisch einwandfreien Studien konzeptionelle und finanzielle Hindernisse im Weg stehen.

Das spricht für diese Methode

Dennoch sind heute mehrere systematische Übersichtsarbeiten verfügbar, und ihre Ergebnisse sind meist ermutigend, zum Beispiel:

- »Es gibt genügend Evidenz dafür, dass Lachen positive, quantifizierbare Auswirkungen auf bestimmte Aspekte der Gesundheit hat.«[210]
- »Clown-Therapie führt zu einer signifikanten Reduktion der präoperativen Ängstlichkeit bei Kindern.«[211]
- »Lachtherapie kann das Gefühl der Einsamkeit bei Senioren verringern.«[212]
- »Lachtherapie kann Depressionen lindern.«[213]

Nebenwirkungen

Bei richtiger Anwendung sind keine Nebenwirkungen zu erwarten. Da es sich meist um eine Gruppentherapie handelt, ist die Lachtherapie in der Regel auch kostengünstig.

31 LYMPHDRAINAGE

Die Lymphdrainage ist eine manuelle Massagetechnik, die in den 1930er-Jahren von dem dänischen Physiotherapeuten Emil Vodder (1896–1986) und seiner Frau Estrid, einer Heilpraktikerin, entwickelt wurde. Heute gehört sie zu den am häufigsten verwendeten Techniken deutscher Physiotherapeuten.[214]

Entstauung von Ödemen

Bei der manuellen Lymphdrainage streicht der Therapeut mit der Hand in rhythmischen, sanft pumpenden und kreisenden Bewegungen entlang der Lymphbahnen. Dies soll den Abfluss der Lymphflüssigkeit durch die Lymphgefäße zu den Lymphknoten und von dort zurück in den Blutkreislauf fördern. Die Massage erfordert oft Zugang zu intimen Körperregionen, der manchen Patienten unangenehm sein mag. Die meisten Patienten empfinden die sanften Streichungen auf der Haut jedoch als wohltuend und entspannend.
Manuelle Lymphdrainage wird in der Regel von PhysiotherapeutInnen, MasseurInnen, HeilpraktikerInnen oder Kosmetikerinnen durchgeführt, die eine spezielle Ausbildung in dieser Methode haben. Eine vereinfachte Version der Lymphdrainage kann dem Patienten auch zur häuslichen Selbstbehandlung beigebracht werden.[215]

Anwendungsbereiche

Die Lymphdrainage wird für ein breites Spektrum von Erkrankungen empfohlen, in der Regel als Zusatztherapie zur Ergänzung anderer Interventionen.
Nach Ansicht einiger Befürworter kann die manuelle Lymphdrainage nicht nur Lymphstauungen (Lymphödeme) reduzieren, sondern weit mehr bewirken:

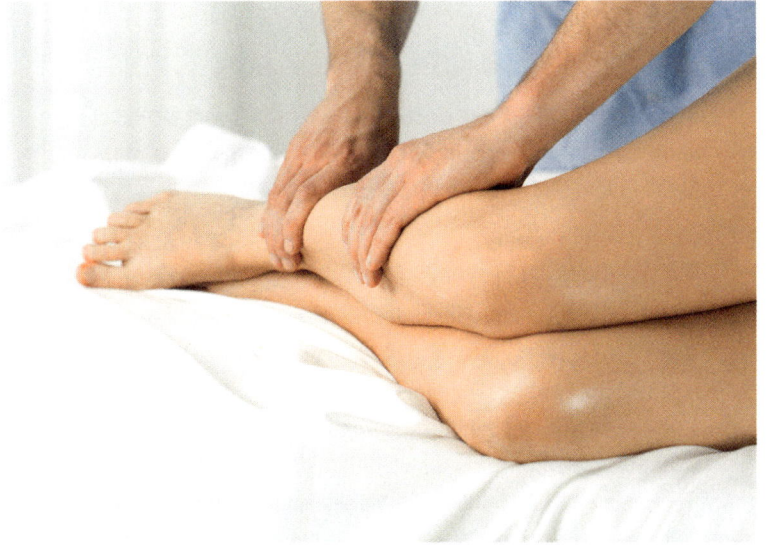

Die Lymphdrainage ist eine sehr sanfte Massage mit dem Ziel, die Zirkulation der Gewebsflüssigkeit anzuregen und Lymphödeme zu entstauen.

- die Abwehr von Infektionen stärken
- die Heilung und Genesung von Krankheiten beschleunigen
- den Körper entschlacken
- die Gewichtsabnahme fördern
- den Tonus der Haut verbessern
- die Heilung von Narbengewebe beschleunigen
- Cellulite reduzieren

Einige Anbieter empfehlen die Lymphdrainage bei einer breiten Palette von Erkrankungen, zum Beispiel bei:

- chronischen Erkrankungen im Hals-, Nasen- und Ohrenbereich
- Gelenkerkrankungen (wie Morbus Sudeck)
- neurovegetativen Beschwerden

DER LYMPHKREISLAUF

Neben dem Blutkreislauf existiert dieser zweite, weit weniger bekannte Kreislauf in unserem Körper. Er dient dem Transport von Nähr- und Abfallstoffen und entsorgt Krankheitserreger.

> Aus den Blutgefäßen tritt Flüssigkeit ins Gewebe aus, um die umliegenden Zellen mit Nährstoffen zu versorgen. Diese Gewebsflüssigkeit nimmt dann Abfallprodukte des Stoffwechsels sowie Fremdstoffe auf und transportiert sie über die Lymphgefäße ab.

> Zahlreiche Lymphgefäße liegen knapp unter der Haut, wo sie durch Druck von außen beeinflusst werden können.

> Die Flüssigkeit in den Lymphgefäßen, die Lymphe, folgt dem schwachen Druckgradienten und gelangt so in die Lymphknoten, die im ganzen Körper verteilt sind.

> Sodann wird die Lymphe gefiltert und zurück in den Blutkreislauf transportiert, wo sie wieder Teil des Blutplasmas wird.

- Schmerzen im Gesicht (zum Beispiel Trigeminusneuralgie)
- chronischen Entzündungen
- Gelenkerkrankungen
- Migräne
- Schleudertrauma[216]

Die meisten dieser Indikationen sind jedoch weit davon entfernt, evidenzbasiert zu sein.

Das spricht für diese Methode

Am besten ist die Lymphdrainage als Behandlung des Lymphödems erforscht, einer Komplikation, die zum Beispiel nach Verletzungen oder nach einer radikalen Krebsoperation auftreten kann. Ein Cochrane-Review (siehe Seite 48) aus dem Jahr 2015 fasste insgesamt sechs Studien zusammen und kam zu dem Schluss, dass »die manuelle Lymphdrainage unbedenklich und effektiv ist als Zusatz zum Kompressionsverband bei der Reduktion von Ödemen«.[217]

Neuere Studien bestätigen die entschwellende, funktionsverbessernde oder schmerzlindernde Wirkung der Lymphdrainage auch nach Operationen am Kniegelenk. [218, 219, 220]

DIE FAKTEN

> Die Lymphdrainage ist eine sanfte Therapie, die von den meisten Patienten als sehr angenehm empfunden wird.
> Sie wird für viele Erkrankungen angeboten. Gut belegt ist jedoch lediglich ihr entstauender Effekt bei Ödemen.
> Nebenwirkungen sind selten.
> Das Nutzen-Risiko-Verhältnis der Lymphdrainage zur Behandlung von Ödemen ist positiv.

Nebenwirkungen

Es bestehen keine direkten Risiken. Die Befürchtung, dass durch eine Lymphdrainage Krebszellen im ganzen Körper verbreitet werden, hat sich nicht bestätigt.

Vorsicht ist dagegen geboten bei Patienten, die an Herzschwäche, Thrombose oder Infektionen leiden.

Die Kosten der Therapie, die meist als Langzeitbehandlung empfohlen wird, sind erheblich. In Deutschland übernehmen die Kassen bei Lymphödemen Stadium II und III die Kosten.

32 MUSIKTHERAPIE

Die Deutsche Musiktherapeutische Gesellschaft definiert die Musiktherapie als den »gezielten Einsatz von Musik im Rahmen der therapeutischen Beziehung zur Wiederherstellung, Erhaltung und Förderung seelischer, körperlicher und geistiger Gesundheit.«[221]

Heilsame Klänge für die Seele

Es gibt verschiedene Varianten der Musiktherapie. So können Patienten passiv Livemusik oder aufgezeichnete Musik hören oder aber aktiv selbst musizieren. Beides kann als Einzel- oder Gruppentherapie gestaltet werden. Musiktherapeutische Methoden folgen tiefenpsychologischen, verhaltenstherapeutisch-lerntheoretischen, systemischen, anthroposophischen und ganzheitlich-humanistischen Ansätzen. Die Befürworter der Musiktherapie legen Wert darauf, alle Aspekte der Musik zu nutzen – körperliche, emotionale, mentale, soziale, ästhetische und spirituelle. Musiktherapeuten behandeln Patienten mit somatischen, psychischen, psychosomatischen sowie psychiatrischen Erkrankungen.
Musiktherapie wird immer als Ergänzung zu anderen Behandlungen eingesetzt; sie ist nie ein kausaler Ansatz und will in der Regel Ent-

VERSCHIEDENE SCHULEN

> Integrative Musiktherapie
> Neurologische Musiktherapie
> Orff'sche Musiktherapie
> Regulative Musiktherapie

> Schöpferische Musiktherapie
> Verhaltenszentrierte Musiktherapie

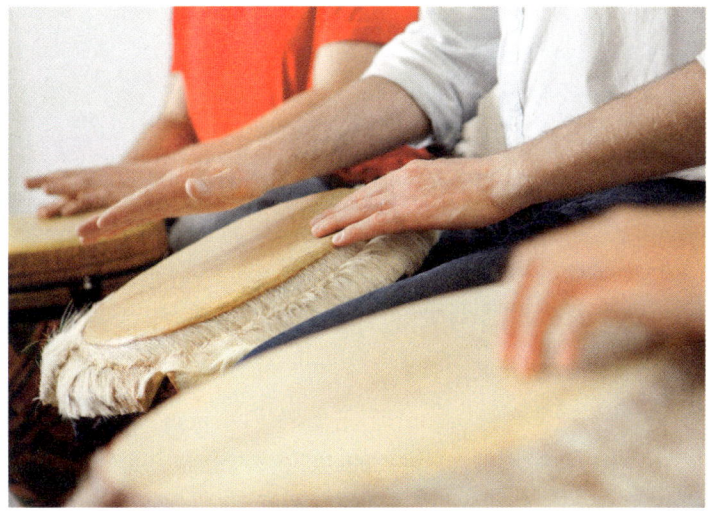

*Dass Musizieren und Musikhören Freude macht und ganzheitlich wohl-
tuend wirkt, nutzt die Musiktherapie gezielt bei Erkrankungen.*

spannung bewirken, das körperliche und emotionale Wohlbefinden
steigern oder die motorischen und kommunikativen Fähigkeiten
fördern. Das Ziel ist es häufig, Menschen, deren Lebensqualität durch
Verletzungen, Krankheiten oder Behinderungen eingeschränkt ist,
darin zu unterstützen, ihre psychischen, emotionalen, kognitiven,
physischen, kommunikativen und sozialen Bedürfnisse zu erfüllen.
Die selbstständige Ausübung der Musiktherapie ist in Deutschland
an eine Zulassung nach dem Heilpraktikergesetz gebunden. In Österreich ist der Musiktherapeut ein eigenständiger, anerkannter Beruf.

Das spricht für diese Methode

Es gibt nur wenige belastbare Studien, die die Wirksamkeit der Musiktherapie bei bestimmten Erkrankungen testen. Dennoch wurden in
letzter Zeit einige systematische Übersichtsarbeiten publiziert. Sie kommen durchweg zu ermutigenden Schlussfolgerungen, zum Beispiel:

DIE FAKTEN

> Formen der Musiktherapie gab es in den meisten Kulturkreisen.
> Sie wird als adjuvante (unterstützende) Behandlung in vielen Situationen eingesetzt.
> Musiktherapie wirkt entspannend und verbessert die Lebensqualität.
> Sie ist nebenwirkungsfrei.
> Das Nutzen-Risiko-Verhältnis der Musiktherapie ist positiv.

- »Musiktherapie hat bei Patienten mit Bewusstseinsstörungen positive Effekte.«[222]
- »Musiktherapie kann Übelkeit und Erbrechen nach einer Chemotherapie reduzieren.«[223]
- »Musiktherapie kann für den Gang, die Funktion der oberen Extremitäten, die Kommunikation und die Lebensqualität nach einem Schlaganfall vorteilhaft sein.«[224]
- »Musiktherapie verbessert bei Menschen mit Krebs Angst, Schmerzen, Müdigkeit und Lebensqualität.«[225]
- »Musikhören vermindert die Ängstlichkeit bei Patienten mit koronarer Herzerkrankung, insbesondere nach Herzinfarkt.«[226]
- »Musikhören vermindert die Ängstlichkeit vor chirurgischen Eingriffen.«[227]

Nebenwirkungen

Musiktherapie ist frei von Nebenwirkungen. In Deutschland gehört sie nicht zu den Regelleistungen der gesetzlichen Krankenkassen, und die Kosten einer Langzeitbehandlung können beträchtlich sein.

33 ÖLZIEHEN

Beim Ölziehen nimmt man etwas Öl in den Mund und spült ihn damit gründlich aus. Dieser Vorgang soll positive Effekte auf die Gesundheit haben. In der ayurvedischen Medizin wird *Kavala Graha* angeblich schon seit Jahrtausenden genutzt. In jüngster Zeit wurde diese Therapieform neu entdeckt und erfreut sich heute auch bei uns wachsender Beliebtheit.

Ayurvedisches Reinigungsritual

Die Heilsversprechen, die für das Ölziehen gemacht werden, sind weitreichend. Insbesondere wird versprochen, dass die Therapie nicht nur lokale Effekte in der Mundhöhle hat, sondern zu einer allgemeinen Entschlackung des Körpers führt und sogar lebensverlängernd wirkt.[228] Eine deutsche Website erklärt, dass »Ölziehen die

ÖLZIEHEN ZUR MUNDHYGIENE

Meist werden Sesam- oder Kokosnussöl fürs Ölziehen empfohlen, aber auch Sonnenblumen- oder Olivenöl gelten als geeignet.

Morgens direkt nach dem Aufstehen nimmt man etwa 10 ml Öl (1 Esslöffel) in den Mund. Mindestens 3 Minuten bis zu 20 Minuten lang soll nun die Mundhöhle damit ausgespült, das Öl »gekaut« und durch die Zähne gezogen werden.

Anschließend soll man das Öl nicht schlucken, sondern in ein Papiertuch spucken und in den Abfall werfen (nicht in den Abfluss spucken, da das Öl die Rohre verstopfen kann).

Anschließend werden die Zähne wie üblich geputzt.

DIE 20 BESTEN METHODEN

Speicheldrüsen anregt und so die Ausscheidung von schädlichen und toxischen Stoffen aus dem Organismus fördert. Der Blutfluss in den Drüsen erhöht sich durch das Ölziehen um das Drei- bis Vierfache und bewirkt so eine bessere Durchblutung des Gewebes im Mundraum, was wiederum zu einer besseren Schlackenausscheidung führt. Der Körper befreit sich von den Giften und Säuren über das Ölziehen. Das Öl dient hier sozusagen als Müllschlucker«.[229]

Heilsversprechen

In ayurvedischen Texten werden zahlreiche Krankheiten aufgeführt, die sich alle mit dem Ölziehen heilen lassen sollen, zum Beispiel:[230]

- Akne
- Bluterkrankungen
- Bronchitis
- Ekzeme
- Frauenleiden
- grippale Infekte
- Herz-Kreislauf-Erkrankungen
- Kopfschmerzen
- Lebererkrankungen
- Magen-Darm-Trakt-Erkrankungen
- Magengeschwüre
- Magenschleimhautentzündungen
- Neurodermitis
- Nierenerkrankungen
- Schlaflosigkeit
- Schuppenflechte
- Thrombosen

Das spricht für diese Methode

Die allermeisten Heilsansprüche, die für das Ölziehen gemacht werden, sind nicht evidenzbasiert. Die belegten Effekte des Ölziehens beziehen sich ausschließlich auf die lokalen Wirkungen in der Mundhöhle. So zeigen mehrere Studien, dass die Therapie die Bakterien in diesem Bereich vermindert.[231, 232] Das wiederum führt zu einer Reduktion der Zahnbeläge,[233] der Beseitigung von Mundgeruch[234] sowie zu

DIE FAKTEN

› Das Ölziehen ist angeblich eine alte ayurvedische Behandlungsweise.

› Die Befürworter machen viele Heilsversprechen, die nicht evidenzbasiert sind.

› Ölziehen dient der Verbesserung der Mundhygiene sowie der
Therapie und Prophylaxe von Zahnfleischentzündungen.

› Die Therapie hat in der Regel keine Nebenwirkungen.

› Das Nutzen-Risiko-Verhältnis des Ölziehens ist bei oben genannten
Indikationen positiv.

einer Verminderung von Zahnfleischentzündungen.[235] Die Effekte
scheinen einer konventionellen Therapie ebenbürtig zu sein.[236, 237]
Bezüglich des Wirkmechanismus gibt es einige Theorien. Beispielsweise wird postuliert, dass bei der Vermischung von Öl und Speichel
Seifenverbindungen entstehen, die zu einer Reinigung des Mund-
raums beitragen und bakterizid wirken.

Nebenwirkungen

Die Aspiration des Öls kann zu Lungenentzündungen führen.[238] Bei
richtiger Handhabung ist das Ölziehen jedoch unbedenklich und
zudem billig. Allerdings kann es einige Überwindung kosten, sich an
das Ölziehen auf nüchternen Magen zu gewöhnen.

34 PILATES

Die Pilates-Übungen wurden von dem deutsch-amerikanischen Körpertrainer und Boxer Joseph Pilates (1883–1967) entwickelt. Sie sind in jüngster Zeit äußerst populär geworden und sollen laut den Anbietern viele gesundheitliche Vorteile bringen.

Gesundheitssport und Präventionsmaßnahme

Der junge Joseph Pilates war ein kränkliches Kind, das angeblich erst durch regelmäßige körperliche Betätigung zu einer robusten Gesundheit gelangte. Diese Erfahrung prägte Pilates weiteres Leben.
Als Erwachsener emigrierte er von Deutschland zunächst nach England und dann in die USA, wo es ihm und seiner Lebensgefährtin

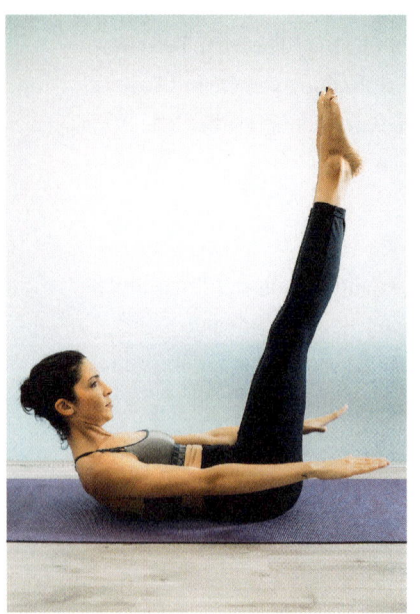

Clara Zeuner gelang, eine treue Anhängerschaft in der New Yorker Tanz- und Kunstszene aufzubauen.
Pilates entwickelte ein Programm aus Kraftübungen, Stretching und bewusster Atmung, das er anfangs »Contrology« nannte, weil es darum ging, die Muskeln mithilfe des Geistes zu steuern. Die korrekte Körperhaltung bei der Durchführung

Pilates-Übungen dienen vor allem der Kräftigung von Beckenboden-, Bauch- und Rückenmuskulatur.

der Übungen gilt als wichtiger Schritt zur Korrektur muskulärer Ungleichgewichte und soll zur Optimierung der Koordination beitragen. Pilates-Übungen sollen zudem Stress abbauen und entspannen. Die Übungen werden auf der Matte und an speziell dafür entwickelten Geräten unter Anleitung ausgebildeter Trainer durchgeführt. Während des Pilates-Trainings soll man sich voll und ganz auf Körper, Atmung und die korrekte Ausführung der Übungen konzentrieren.

Der Deutsche Pilates-Verband meint dazu: »Als Trainingsmethode wurde Pilates anhand wissenschaftlicher Erkenntnisse laufend weiterentwickelt und wird heute als Gesundheitssport und – unter den richtigen Voraussetzungen – auch als Präventionsmaßnahme von den gesetzlichen Krankenkassen anerkannt. Gerade bei Bewegungsmangel, Verspannungen und Rückenproblemen können Sie mit Pilates einen positiven Ausgleich schaffen. Ein weiterer Vorteil: Viele der Übungen lassen sich gut in den Alltag integrieren! Unsere zertifizierten Trainer können auch auf Ihre individuellen Bedürfnisse eingehen – zum Beispiel nach einer Schwangerschaft oder bei chronischen, haltungsbedingten Rückenschmerzen.«[239]

Anwendungsbereiche

Auch wenn Pilates-Übungen nicht primär als Therapie entwickelt wurden, werden derzeit doch diverse Heilsversprechen geltend gemacht. Laut dem Deutschen Pilates-Verband empfiehlt sich Pilates, »wenn Sie

- bisher keinen oder nur wenig Sport gemacht haben,
- Rückenprobleme haben,
- fit und beweglich werden wollen,
- Ihre Körperhaltung verbessern möchten,
- ein ausgewogenes Krafttraining suchen,
- eine sinnvolle Grundlage und Ergänzung zu Ihrem Hobbysport wünschen.«[240]

Das spricht für diese Methode

Inzwischen sind auch einige klinische Studien publiziert und in mehreren systematischen Reviews (Übersichtsarbeiten) zusammengefasst worden, die insgesamt ermutigende Ergebnisse zeigen, zum Beispiel:

- »Pilates reduziert das Körpergewicht ebenso wie andere Formen der körperlichen Aktivität.«[241]
- »Pilates verbessert die Schlafqualität.«[242]
- »Pilates ist eine effektive Therapie zur Verbesserung der Balance von Senioren.«[243]
- »Pilates verbessert die kardio-respiratorische Fitness.«[244]
- »Pilates fördert die muskuläre Ausdauer.«[245]
- »Pilates verbessert die Muskelkraft, Flexibilität und kardiovaskuläre Ausdauer von Senioren.«[246]

Nebenwirkungen

Nebenwirkungen sind bei einem korrekten Einsatz der Übungen kaum zu erwarten. Obwohl Pilates eindeutig positive Auswirkungen auf die Gesundheit haben kann, ist unklar, ob es konventionelleren Bewegungstherapien vorzuziehen ist.

DIE FAKTEN

- › Pilates ist derzeit äußerst populär.
- › Eine Reihe von positiven Effekten sind ausreichend gut belegt.
- › Ob Pilates-Übungen anderen Programmen überlegen sind, ist unklar.
- › Nebenwirkungen sind nicht zu erwarten.
- › Das Nutzen-Risiko-Verhältnis von Pilates ist positiv.

35 PROGRESSIVE MUSKELENTSPANNUNG

Der US-amerikanische Arzt Edmund Jacobson (1888–1983) entwickelte die Progressive Muskelentspannung in den 1920er-Jahren. Seine Methode, auch »Progressive Muskelrelaxation nach Jacobson« genannt, wurde dann wiederholt von anderen modifiziert, sodass es heute mehrere Varianten dieser Therapie gibt.

Jacobson lebte und forschte in Chicago, studierte unter anderem in Harvard und gilt als Begründer der psychosomatischen Medizin sowie als Entdecker des Zusammenhangs zwischen Muskeltonus und Psyche. 1925 veröffentlichte er sein Buch »Progressive Relaxation« und 1934 »You Must Relax«.

Tiefenentspannung für Körper und Geist

Das Grundkonzept der Progressiven Muskelentspannung besteht darin, dass die Patienten lernen, ihre willkürliche Muskulatur zu entspannen. Wenn sie diese Aufgabe gemeistert haben, folgen die unwillkürlichen Muskeln fast automatisch. Das führt schließlich zu einer tiefen Entspannung von Körper und Geist, die von Jacobson als »Entspannungsreaktion«[247] bezeichnet wurde.

Ziel der Progressiven Muskelentspannung ist es, den Muskeltonus vermittels einer verbesserten Körperwahrnehmung unter das normale Niveau zu senken. Mit der Zeit soll der Patient lernen, muskuläre Entspannung herbeizuführen, wann immer er dies möchte. Die Technik kann leicht mit oder ohne Anleitung gelernt werden: Es geht hauptsächlich darum, die willkürlichen Muskeln zuerst aktiv anzuspannen und dann zu entspannen.

Anwendungsbereiche und Wirkungen

Die Progressive Muskelentspannung wird zur Stressbewältigung und als adjuvante (unterstützende) Behandlung zahlreicher Erkrankungen eingesetzt, die mit Stress verbunden sind.

Sie soll eine Vielzahl von messbaren physiologischen Veränderungen verursachen, zum Beispiel eine Verringerung der Stresshormone, eine Senkung des Blutdrucks und eine Verlangsamung der Herz- und Atemfrequenz. Neben der inneren Anspannung sollen so auch andere Zeichen körperlicher Erregung reduziert werden können, beispielsweise Herzklopfen, Schwitzen oder Zittern.

Darüber hinaus können Muskelverspannungen aufgespürt und gelockert und damit Schmerzzustände verringert werden.

Viele Experten würden wahrscheinlich argumentieren, dass die Progressive Muskelentspannung eine gut akzeptierte konventionelle und gar keine alternative Behandlung ist.

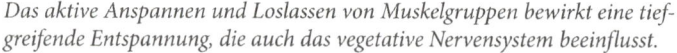

Das aktive Anspannen und Loslassen von Muskelgruppen bewirkt eine tiefgreifende Entspannung, die auch das vegetative Nervensystem beeinflusst.

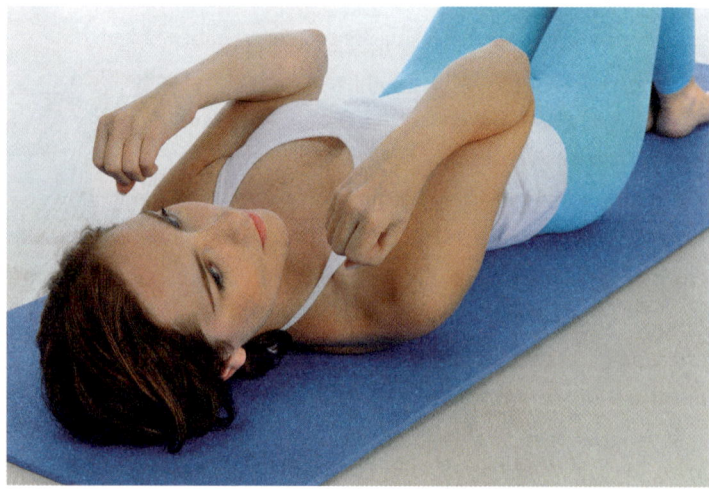

DIE FAKTEN

> Die Progressive Muskelentspannung ist eine leicht erlernbare Methode.
> Sie ist wirksam bei der Bewältigung von Alltagsstress. Ihre Effektivität als begleitende Therapie ist gut belegt.
> Nebenwirkungen sind bei Beachtung der Kontraindikationen kaum zu befürchten.
> Das Nutzen-Risiko-Verhältnis der Progressiven Muskelentspannung ist bei stressbedingten Beschwerden positiv.

Das spricht für diese Methode

Zahlreiche klinische Studien zur Progressiven Muskelentspannung als begleitende Therapie bei verschiedenen Erkrankungen stehen heute zur Verfügung. Ihre Ergebnisse wurden in mehreren Übersichtsarbeiten zusammengefasst und sind im Allgemeinen ermutigend:

- »Progressive Muskelentspannung ist effektiv in der Prävention und Therapie der chemotherapieinduzierten Übelkeit.«[248]
- »Progressive Muskelentspannung ist bei Schizophrenie im Erwachsenenalter wirkungsvoll.«[249]
- »Progressive Muskelentspannung ist zur Migräneprophylaxe effektiv.«[250]

Nebenwirkungen

Progressive Muskelentspannung ist in der Regel nicht mit unerwünschten Wirkungen verbunden; Patienten, die an Psychosen leiden, können jedoch eine Verschlimmerung ihres Zustands erfahren und sollten diese Therapie daher nur unter ärztlicher Anleitung anwenden.

36 SCHRÖPFEN

Das Schröpfen war in vielen alten Kulturen bekannt (siehe Kasten)[251] und ist speziell in der deutschen Naturheilkunde tief verwurzelt. Als die Schauspielerin Gwyneth Paltrow vor einigen Jahren mit Schröpfmarken auf ihrem Rücken fotografiert wurde und danach auch einige US-Olympioniken solche Markierungen auf ihren Körpern zeigten, gelangte das Schröpfen schließlich zu Weltruhm.

Schmerztherapie mit langer Tradition

Es gibt zwei verschiedene Formen des Schröpfens:

- Beim blutigen Schröpfen wird die Haut mit einem scharfen Instrument verletzt und dann eine Schröpfglocke angelegt, um Blut aus der Wunde zu saugen. Es kann somit als eine Form des Aderlasses angesehen werden.

Trockenes Schröpfen kann laut Studien Rücken- und Nackenschmerzen sowie Arthroseschmerzen in einem gewissen Maße lindern.

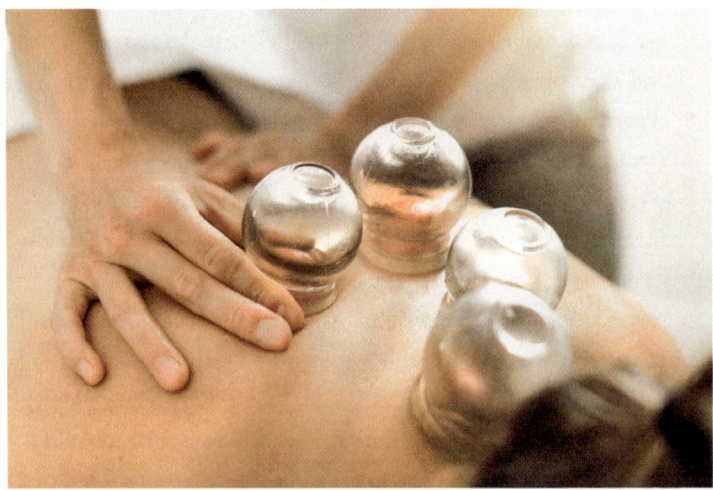

ZUR GESCHICHTE DES SCHRÖPFENS

> Um das Jahr 400 v. Chr. notierte Herodot, das Schröpfen sei als Therapie für eine lange Liste von Beschwerden geeignet.
> Hippokrates (um 460–370 v. Chr.) empfahl das Schröpfen gegen Lungenkrankheiten, Rückenschmerzen und viele weitere Probleme.
> Das Schröpfen wurde im Papyrus Ebers (1550 v. Chr.) erwähnt.
> In Arabien praktizierten unter anderem Abu Bakr Al-Razi (854–925 n. Chr.), Ibn Sina (980–1037) und Al-Zahrawi (936–1036) das Schröpfen.
> Im alten China war das Schröpfen als Therapie anerkannt.
> Auch im alten Rom war das Schröpfen bekannt; Galen (Galenos von Pergamon) zum Beispiel empfahl dort blutiges Schröpfen bei Epilepsie und vielen anderen Krankheiten.

- Beim trockenen Schröpfen bleibt die Haut dagegen unverletzt, und es wird lediglich ein Saugnapf angelegt. Der Unterdruck erzeugt dann ein subkutanes Hämatom (Bluterguss direkt unter der Haut), das die typischen Schröpfmarken hinterlässt, die mehrere Tage lang sichtbar bleiben – fast wie ein »Knutschfleck«. Das trockene Schröpfen kann als »Gegenreiz« (engl. *counter irritation)*[252] verstanden werden, was seine schmerzstillende Wirkung erklären könnte.

Das spricht für diese Methode

Die Forschung über die Auswirkungen des trockenen Schröpfens ist derzeit recht aktiv. Da jedoch die meisten klinischen Studien schwerwiegende methodische Mängel aufweisen, sind die Schlussfolgerungen systematischer Übersichtsarbeiten meist nur mit Einschränkungen positiv, zum Beispiel:

- »Das Schröpfen ist eine vielversprechende Option, chronische Rückenschmerzen beim Erwachsenen zu behandeln.«[253]
- »Schröpfen reduziert die Symptome bei chronischen Nackenschmerzen.«[254]
- »Schwache Evidenz stützt die Annahme, dass Schröpfen bei ankylosierender Spondylitis effektiv ist.«[255]
- »Schwache Evidenz stützt die Annahme, dass Schröpfen bei Kniegelenksarthrose die Funktion und die Schmerzen verbessert.«[256]
- »Schwache Evidenz stützt die Hypothese, dass Schröpfen die Funktion bei Patienten mit Kniearthrose wirksam verbessern kann.«[257]

Der Effekt ist durchweg eher gering; Schröpfen ist also wirksam, aber sicher nicht die effektivste Schmerztherapie, die heute zur Verfügung steht. Für das Nassschröpfen gibt es weitaus weniger klinische Studien, sodass diese Behandlungsform als nicht evidenzbasiert einzustufen ist.

Nebenwirkungen

Während das trockene Schröpfen weitgehend risikofrei ist (wenn man von den unschönen Schröpfmarken absieht), kann das blutige Schröpfen zu schweren Infektionen und dauerhafter Narbenbildung führen.

DIE FAKTEN

> Schröpfen hat eine lange Tradition und ist heute wieder *en vogue*.
> Seine Wirksamkeit als schmerzlindernde Maßnahme ist gut belegt.
> Blutiges Schröpfen ist mit Risiken verbunden und sollte vermieden werden. Unblutiges, trockenes Schröpfen ist dagegen unbedenklich.
> Das Nutzen-Risiko-Verhältnis des trockenen Schröpfens ist in der Schmerzbehandlung positiv.

37 TAI-CHI

Tai-Chi-Chuan (auch: Taijiquan) ist ursprünglich eine alte chinesische Kampfkunst. Es beinhaltet sanfte, fließende, meditative Körperübungen, die wie in Zeitlupentempo ausgeführt werden. Tai-Chi ist nicht nur ein körperliches Training, sondern soll auch Geist und Charakter kultivieren, Körper und Geist in Balance bringen, die Lebensenergie stärken und so der Gesundheit dienen.

Meditative Übungen für innere Balance

Tai-Chi ist ein wesentlicher Teil der Traditionellen Chinesischen Medizin. Sie geht davon aus, dass alles im Universum von der Lebensenergie Chi durchdrungen und abhängig ist. Außerdem unterliegt alles dem Gesetz der Dualität, dem Prinzip von Yin und Yang: Gegensätze, die sich nicht feindlich gegenüberstehen, sondern einander bedingen und ergänzen – wie Tag und Nacht. Yin repräsentiert die Qualitäten von Wasser und steht unter anderem für Dunkelheit, Ruhe, Weiblichkeit; Yang symbolisiert Feuer, Helligkeit, Aktivität, Männlichkeit. Wie in der Natur, so sind auch in jedem Menschen beide Qualitäten vorhanden. Um die Gesundheit zu erhalten, müssen sie in Balance bleiben, und die Lebensenergie sollte in Fülle ungehindert fließen können. Dazu sollen die Übungen des Tai-Chi beitragen.

Wirkungen

Die Heilsversprechen, die für Tai-Chi gemacht werden, sind weitreichend; unter anderem soll es

- die Stimmung verbessern,
- Depressionen, Stress und Angst bekämpfen,
- Muskelkraft, Energie und Ausdauer verbessern,

- Flexibilität, Balance und Agilität erhöhen,
- die Schlafqualität verbessern
- und das Immunsystem aktivieren.[258]

Tai-Chi wird am besten in kleinen Gruppen in einer ruhigen und entspannten Atmosphäre unterrichtet. Für eine optimale Wirkung werden zwei bis drei Übungseinheiten von etwa 30 Minuten pro Woche als Langzeittherapie empfohlen.

DIE DREI KLASSISCHEN FORMEN DES TAI-CHI

> Tai-Chi-Chuan (Taijiquan) ist die im Westen bekannteste Form. Typisch sind sanfte, ruhige Bewegungen.

> Xing Yi Quan (Xingyiquan) ist weniger bekannt. Die Übungen werden weitaus schneller und explosiver ausgeführt als die des Tai-Chi-Chuan. Xing Yi Quan erweckt den Eindruck einer harten Kampfsportart und eignet sich für Menschen mit einem hohen Bewegungsdrang.

> Bagua Zhang (Baguazhang) besteht aus Bewegungen, die im Kreis verlaufen und in alle Himmelsrichtungen weisen. Es betont die Bein- und Schrittarbeit und erfordert viel Koordination und Geschick.

Das spricht für diese Methode

Die Wirksamkeit von Tai-Chi ist in zahlreichen Studien getestet worden. Es stehen daher auch mehrere systematische Übersichtsarbeiten zur Verfügung, die zum Beispiel zu folgenden Ergebnissen kommen:

- »Tai-Chi ist eine effektive Therapie des Bluthochdrucks.«[259]
- »Tai-Chi verbessert die Lebensqualität [sowie diverse objektive Messgrößen] von Patienten nach Herzinfarkt.«[260]

- »Tai-Chi hat positive Effekte bei Patienten mit Herzinsuffizienz.«[261]
- »Tai-Chi verbessert die Lungenfunktion bei chronisch obstruktiven Lungenerkrankungen.«[262]
- »Die Effekte von Tai-Chi bei Depressionen und Angstzuständen sind mit denen einer Standardtherapie vergleichbar.«[263]
- »Tai-Chi verbessert die Lebensqualität von Krebspatienten.«[264]

Insgesamt bekommt man allerdings gelegentlich den Eindruck, als würde Tai-Chi gern unkritisch als ein Allheilmittel angepriesen. Es muss daher betont werden, dass die allermeisten Studien zu Tai-Chi methodisch schwach sind und die Evidenz somit weniger überzeugend ist, als uns viele Anbieter glauben machen wollen.

Nebenwirkungen

Tai-Chi-Chuan wird allgemein als unbedenklich angesehen. Verletzungen und Überanstrengungen sind wegen der niedrigen Belastungsintensität unwahrscheinlich. Zudem ist es kostengünstig.

DIE FAKTEN

> Tai-Chi ist im alten China aus einer Kampfsportart entstanden.
> Tai-Chi beruht auf Vorstellungen, die aus wissenschaftlicher Sicht unplausibel sind.
> Dennoch ist es als begleitende Maßnahme bei vielen Problemen symptomatisch wirksam.
> Tai-Chi ist weitgehend unbedenklich.
> Das Nutzen-Risiko-Verhältnis von Tai-Chi als adjuvante (unterstützende) Therapie ist positiv.

38 TRIGGERPUNKT-THERAPIE

Mit dieser Therapie werden myofasziale Triggerpunkte lokalisiert und behandelt. Dies sind hypersensible Verhärtungen in Skelettmuskeln und Faszien, die schmerzhaft in andere Körperbereiche ausstrahlen können. Triggerpunkte sollen durch permanente Kontraktion aufgrund physiologischer Dysfunktionen entstehen, zum Beispiel durch schlechte Körperhaltung, wiederholte einseitige Belastung, ein mechanisches Ungleichgewicht oder ein akutes Trauma (Verletzung).

Manuelle Schmerztherapie

Diese Form der Schmerztherapie ist relativ neu. Die Ärztin Dr. Janet Travell (1901–1997), die unter anderem persönliche Rheumatologin von John F. Kennedy war, publizierte 1942 erstmals den Begriff »*myofascial trigger point*«. 1960 untersuchte sie zusammen mit Dr. David G. Simons (1922–2010) diese Triggerpunkte und das myofasziale Schmerzsyndrom eingehend. Erst 1983 publizierten sie gemeinsam ihr Buch »*Myofascial Pain and Dysfunction: The Trigger Point Manual*«.[265] Dieses Werk wurde zur Grundlage der Triggerpunkt-Therapie.

Die Ziele der Therapie sind meist
- Linderung der Schmerzen,
- Vergrößerung des Bewegungsumfangs der betroffenen Gelenke,
- die allgemeine Entspannung von Körper und Geist.

Der Druck wird normalerweise mit einem Finger, Knöchel oder Ellenbogen ausgeübt und für jeweils etwa 30 Sekunden aufrechterhalten. Man unterscheidet zwischen Triggerpunkt-Techniken, die direkt auf den Triggerpunkt zielen, und Faszien-Techniken, die großflächig auf den ganzen Muskel und dessen Faszien einwirken sollen. Manche

*Die Triggerpunkt-Therapie kann
auch Patienten dazu dienen,
Schmerzen selbstständig zu lindern.*

Therapeuten verwenden für die
Triggerpunkt-Therapie neben
ihren Händen auch Instrumente,
Laserstrahlen, Stoßwellen oder
Nadelungen mit oder ohne
Injektion eines Lokalanästheti-
kums. Die Behandlung wird
meist von speziell geschulten
Ärzten, Physiotherapeuten,
Ergotherapeuten, Heilpraktikern
oder Masseuren durchgeführt.

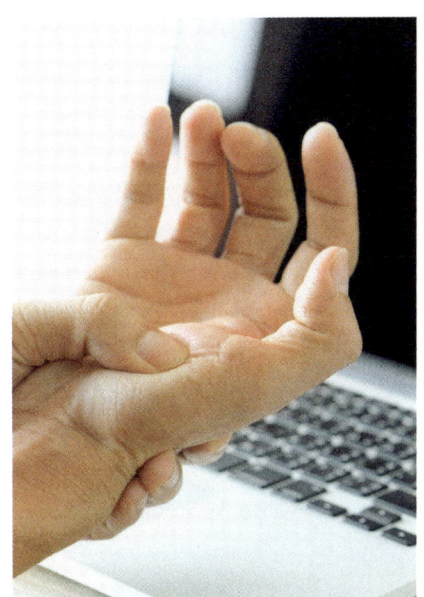

Wirkung

Die postulierte Wirkungsweise der Triggerpunkt-Therapie ist eine
Erhöhung der Sauerstoffversorgung der betroffenen Muskelsegmente.
Sie soll helfen, die Abfallprodukte des Zellstoffwechsels zu eliminieren
und dadurch den Teufelskreis von Schmerz, Muskelanspannung und
weiteren Schmerzen zu durchbrechen.[266] Tatsächlich konnte experi-
mentell gezeigt werden, dass die Triggerpunkt-Therapie die Schmerz-
schwelle erhöht.[267] Verfechter der Methode meinen, dass 80 bis 90 Prozent aller Schmerzsyndrome am Bewegungsapparat auf Triggerpunkte
zurückzuführen sind.

Das spricht für diese Methode

Es existieren nur wenige klinische Studien zur Triggerpunkt-Therapie,
und die meisten von ihnen haben erhebliche methodische Schwächen,
sodass die Evidenz letztlich nicht völlig überzeugend ist. Relativ gut

untersucht ist jedoch die Triggerpunkt-Therapie mit Nadelungen. Mehrere Übersichtsarbeiten haben die entsprechende Studienlage zusammengefasst, zum Beispiel:

- »Das Nadeln von Triggerpunkten ist eine effektive Therapie von Nackenschmerzen.«[268]
- »Das Nadeln von Triggerpunkten kann als kurz- und mittelfristige Therapie von Nacken- und Schulterschmerzen empfohlen werden.«[269]
- »Moderate Evidenz belegt die Wirksamkeit des Nadelns von Triggerpunkten bei Rückenschmerzen.«[270]
- »Manuelle Triggerpunkt-Therapie kann die Häufigkeit und Intensität des Spannungskopfschmerzes reduzieren.«[271]

Nebenwirkungen

Die Triggerpunkt-Therapie ist weitgehend unbedenklich. Sie kann auch vom Patienten selbst erlernt werden und ist somit kostengünstig.

DIE FAKTEN

> Die Triggerpunkt-Therapie ist eine Behandlungsweise neueren Datums.
> Sie geht davon aus, dass Verhärtungen in Skelettmuskeln die Ursache für viele Schmerzsyndrome sind.
> Triggerpunkte können auf verschiedene Weise aufgelöst werden.
> Die Triggerpunkt-Therapie mit Nadelung ist als Schmerztherapie gut belegt, unbedenklich und als Selbstbehandlung billig.
> Das Nutzen-Risiko-Verhältnis der Triggerpunkt-Therapie zur Behandlung von Schmerzen am Bewegungsapparat ist positiv.

39 VISUALISIERUNG

Die Visualisierung ist ein Entspannungsverfahren, bei dem der Patient von einem Therapeuten dazu angeleitet wird, bestimmte Vorstellungen in Verbindung mit spezifischen therapeutischen Zielen zu bringen. Die Vorstellungen sind meist optischer Natur, können aber auch andere Sinne miteinbeziehen.

Die Kraft der Vorstellung

Die Visualisierung wird oft als unterstützende Therapie für eine Reihe von Erkrankungen empfohlen und normalerweise zusätzlich zu anderen Behandlungen eingesetzt. Das Verfahren kann schnell und kostengünstig erlernt werden, zum Beispiel in Gruppen oder sogar nur anhand eines Audios oder Videos.

Mithilfe der Vorstellungskraft und damit verbundenen Autosuggestion sollen Symptome wie Schmerzen, Stress, Angst und psychische Probleme gelindert sowie das Immunsystem stimuliert werden.

Es gibt verschiedene Techniken der Visualisierung.[272] Eine beruht darauf, sich etwas so vorzustellen, als würde ein Film vor dem geistigen Auge ablaufen. Dazu sollte man sich in völliger Ruhe befinden, sich zurücklehnen, die Augen schließen, ruhig durchatmen und versuchen, sich die gewünschte Situation so intensiv und sinnlich vorzustellen, als würde man sie real erleben.

Das spricht für diese Methode

Heute stehen zahlreiche Studien unterschiedlicher Qualität zu Verfügung, und es wurden mehrere systematische Übersichtsarbeiten zum Visualisieren veröffentlicht.

Die meisten dieser Zusammenfassungen berichten über ermutigende Ergebnisse, zum Beispiel:

- »Visualisieren ist als adjuvante Therapie dazu geeignet, das Wohlbefinden von Krebspatienten zu erhöhen.«[273]
- »Visualisieren scheint für Erwachsene mit Arthritis und anderen rheumatischen Erkrankungen vorteilhaft zu sein.«[274]
- »Die Evidenz dafür, dass Visualisierung Schmerzen lindert, ist ermutigend, aber nicht schlüssig.«[275]
- »Visualisierung ist als begleitende Therapie für Patienten, die sich orthopädischen Operationen unterziehen, geeignet.«[276]
- »Visualisierung ist als ergänzender Ansatz zur medikamentösen Schmerzlinderung bei der postoperativen Schmerzkontrolle wirksam.«[277]
- »Die Evidenz spricht für die Visualisierung zur Linderung von Fibromyalgie-Symptomen.«[278]
- »Visualisierung ist ein vielversprechender, patientenzentrierter Ansatz zur symptomatischen Therapie von Patienten in der Intensivmedizin.«[279]

Wohltuende innere Bilder zu visualisieren, ist eine bewährte Methode zur Entspannung, Stressreduktion und Schmerzlinderung.

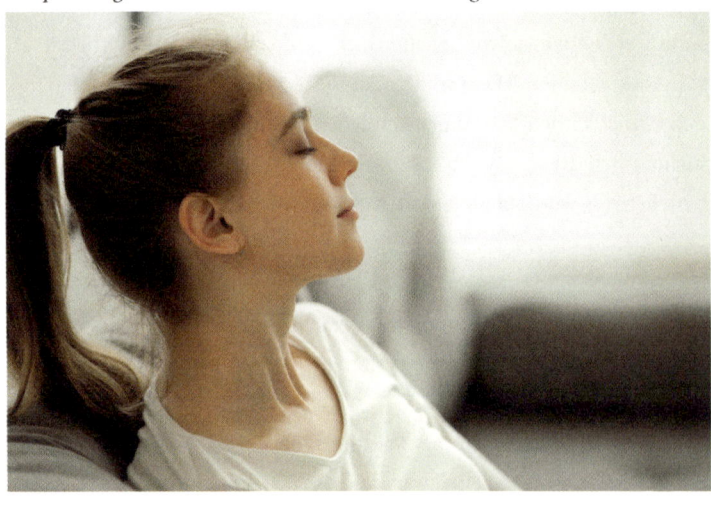

DIE FAKTEN

> Visualisierung ist ein effektives Entspannungsverfahren.
> Es kann Symptome wie Schmerz und Ängstlichkeit reduzieren.
> Es wird ausschließlich als adjuvante, symptomatische Therapie eingesetzt.
> Visualisierung ist leicht erlernbar, auch selbstständig.
> Ob Visualisierung effektiver als andere Entspannungsverfahren ist, sei dahingestellt.
> Nebenwirkungen sind in der Regel nicht zu erwarten.
> Das Nutzen-Risiko-Verhältnis der Visualisierung für die oben genannten Indikationen ist positiv.

Die Befürworter der Visualisierung machen aber mitunter auch Heilsversprechen, die nicht evidenzbasiert sind. Beispielsweise meinen manche, dass ihre Therapie die allgemeine Gesundheit, Kreativität und geistige sowie körperliche Leistungsfähigkeit verbessern könne, wofür es aber wenig belastbare Evidenz gibt.

Nebenwirkungen

Visualisieren ist eine unbedenkliche und kostengünstige Therapie. Bei disponierten Personen kann es jedoch psychische und physische Erkrankungen verschlimmern; so können sich zum Beispiel die Symptome einer posttraumatischen Belastungsstörung sowie Phobien und andere psychische Probleme verschlimmern.

40 YOGA

Yoga ist eine Philosophie und Lebensweise, die aus dem alten Indien stammt und im Hinduismus und Buddhismus wurzelt. Sie umfasst eine Reihe geistiger und körperlicher Übungen und Praktiken, insbesondere Yama und Niyama (ethische Lebensregeln), Asanas (Körperübungen), Pranayama (Atemübungen), Pratyahara (Disziplinierung der Sinne), Kriyas (Reinigungstechniken), Dhyana (Meditation) und Tapas (Askese).

Viel mehr als ein Körpertraining

Der Yoga beschreibt den Menschen als einen Reisenden in der Kutsche des materiellen Körpers: Der Fahrgast ist die Seele, der Kutscher der Verstand, die fünf Pferde sind die fünf Sinnesorgane, und das Geschirr oder Joch heißt im indischen »Yoga«.
Ursprünglich war Yoga ein rein spiritueller Weg mit dem Ziel, Erleuchtung zu finden. Inzwischen gibt es zahlreiche Formen des Yoga, von denen einige Eingang in die Alternativmedizin gefunden haben. Der

YOGA ALS LEBENSFORM

Yoga versteht sich als praktische Lebenshilfe und umfasst daher viele Aspekte, zum Beispiel:

> Körpertraining
> Entspannung
> Atmung
> Ernährung

> Meditation
> Lebensstil
> Philosophie
> Spiritualität

Hatha-Yoga legt den Schwerpunkt auf Asanas und ist in der westlichen
Welt am populärsten. Er umfasst neben Körper- auch Atemübungen
und Meditation. Diese Techniken sollen helfen, in einen Zustand voll-
kommener Gesundheit, Stille und erhöhten Bewusstseins zu gelangen.
Hatha-Yoga wird zum Beispiel in Yogastudios und an Volkshochschu-
len vermittelt.

Aus der Perspektive der alternativen Medizin ist Yoga eine Übungs-
praxis mit sanften Dehnungen, Atemkontrolle, Meditation und
Empfehlungen für die Lebensführung. Das Ziel ist die Stärkung der
Lebenskraft, Geschmeidigkeit, Muskelkraft und Schmerzkontrolle
sowie mehr Wohlbefinden. Yogische Atemübungen sollen den Muskeltonus reduzieren, die Lungenkapazität erweitern und so die Symptome
von Asthma und anderen Atemwegserkrankungen lindern.

Das spricht für diese Methode

Heute stehen zahlreiche klinische Studien über verschiedene Yoga-
techniken zur Verfügung. Viele davon sind jedoch methodisch
angreifbar.

Mehrere systematische Übersichtsarbeiten haben die Ergebnisse der
belastbaren Studien zusammengefasst, zum Beispiel:

- »Yoga und Achtsamkeit sind beim psychologischen Trauma
  gleich effektiv.«[280]
- »Yoga bewirkt eine Reduktion depressiver Symptomatik.«[281]
- »Yoga verbessert die Schlafqualität bei Frauen mit Schlafstö-
  rungen.«[282]
- »Yoga verbessert die Lebensqualität von Krebspatienten.«[283]
- »Yoga verringert Stress und Depression in der Schwanger-
  schaft.«[284]
- »Die Evidenz für Yoga als Therapie des Bluthochdrucks ist
  vielversprechend, aber letztlich nicht überzeugend.«[285]

Nebenwirkungen

Yoga gilt allgemein als unbedenklich. Eine groß angelegte Untersuchung ergab jedoch, dass »etwa 30 Prozent der Teilnehmer von Yogakursen Nebenwirkungen verspüren. Obwohl es sich mehrheitlich um leichte Symptome handelt, zeigten die Ergebnisse, dass Teilnehmer mit chronischen Krankheiten mit größerer Wahrscheinlichkeit unerwünschte Ereignisse, zum Beispiel Muskelschmerzen, neurologische Symptome oder Atembeschwerden, erfahren«.[286]

DIE FAKTEN

> Yoga wird im deutschen Sprachraum vorwiegend als Hatha-Yoga praktiziert. Das beinhaltet Körper- und Atemübungen sowie Meditation.
> Yoga reduziert Stress und ist daher wirksam als adjuvante (unterstützende) Therapie bei vielen stressbedingten Erkrankungen.
> Obschon nicht nebenwirkungsfrei, ist Yoga doch weitgehend unbedenklich.
> Das Nutzen-Risiko-Verhältnis von Yoga zur Stressreduktion ist positiv.

FAZIT ZU DEN 20 BESTEN METHODEN

Wenn ich mir die »20 Besten« anschaue, fallen mir einige Dinge auf, die es vielleicht wert sind, hervorgehoben zu werden.

Teilweise anerkannte Methoden

Das Markanteste ist sicherlich, dass es sich oft um Themen handelt, die der konventionellen Medizin so nahestehen, dass sie kaum noch zur Alternativmedizin zu rechnen sind. Autogenes Training, Chondroitin, Feldenkrais-Methode, Fischöl, Glucosamin, Hypnotherapie, Johanniskraut, Lachtherapie, Lymphdrainage, Musiktherapie und Triggerpunkt-Therapie sind alles Verfahren, die heute zumindest teilweise in die konventionelle Medizin integriert sind.

Dies erinnert an das Bonmot des Komikers Tim Minchin: »*You know what they call alternative medicine that's been proved to work? – Medicine.*« Zu Deutsch: »Wie nennen wir Alternativmedizin, die erwiesenermaßen wirkt? – Medizin.«

Eine gewisse Plausibilität

Die »20 Besten« kann man ganz grob in drei Kategorien einteilen:

- **Physikalische Therapien** wie Alexander-Technik, Feldenkrais-Methode, Lymphdrainage, Pilates, Tai-Chi und Yoga.
- **Entspannungstherapien** wie Autogenes Training, Hypnotherapie, Lachtherapie, Musiktherapie, Progressive Muskelentspannung und Visualisierung.
- **Pharmakologische Therapien** wie Chondroitin, Fischöl, Glucosamin, Johanniskraut und Knoblauch.

Dass Bewegung, Entspannung und Pharmakologie wirksam sein können, verwundert wohl niemanden. Mit anderen Worten: Im Gegensatz zu den »20 Bedenklichsten« werden fast alle der »20 Besten« durch eine gewisse Plausibilität gestützt. Nur sehr selten findet man eine Therapie, die sowohl unplausibel als auch wirksam ist. Bei den in diesem Buch diskutierten Verfahren ist das allenfalls bei der Feldenkrais-Methode der Fall.

Bedingte Evidenz

In den Besprechungen der »20 Besten« betone ich wiederholt, dass die Evidenz zwar positiv ist, jedoch teilweise erhebliche Mängel aufweist und deshalb nicht so überzeugend ist, wie man es sich eigentlich wünschen würde. Das kann verschiedene Gründe haben:

- Meist stehen zu wenig Forschungsmittel zu Verfügung, um ausreichend viele und gute Studien durchzuführen.
- Selbst wenn das Geld vorhanden wäre, fehlt es doch häufig an der Expertise (und gelegentlich auch an dem Willen), die Methoden wissenschaftlich zu testen.
- Klinische Studien zur Alternativmedizin sind oft erheblich schwieriger zu konzipieren und durchzuführen als Studien in der konventionellen Medizin. Beispielsweise ist es nicht immer einfach, ein adäquates Placebo zu finden. Was zum Beispiel ist ein passendes Placebo für eine Studie zur Hypnotherapie, das erlaubt, Patienten zu »verblinden« (das heißt, dass sie nicht wissen, ob sie ein Placebo bekommen)?

Daraus folgt, dass wir gelegentlich beide Augen zudrücken müssen, aber letztlich nicht völlig sicher sein können, dass das betreffende Verfahren tatsächlich mehr als ein Placebo darstellt.

Keine Allheilmittel

Während sich unter den »20 Bedenklichsten« viele Verfahren finden, die als Allheilmittel angepriesen wurden, ist das bei den »20 Besten« selten der Fall. Im Gegenteil, die meisten der Behandlungsweisen in dieser Rubrik sind nur bei ganz wenigen Indikationen wirksam. Hier kommt mir der Spruch einer meiner klinischen Lehrer in den Sinn: »Wenn eine Therapie für alles gut sein soll, dann wirkt sie höchstwahrscheinlich bei gar nichts.«

Was mir ferner wichtig erscheint, ist die Tatsache, dass alle genannten Methoden zwar effektiv sind, jedoch ausnahmslos symptomatisch wirken. Keine der »20 Besten« stellt eine kausale Therapie dar, die eine Erkrankung ursächlich angehen und wirklich heilen kann. Dies steht im Widerspruch zu den vielen Heilsansprüchen alternativmedizinischer Anbieter, die allzu häufig ihre Methoden mit dem Hinweis bewerben, dass sie die tiefere Ursache eines Leidens behandeln.

Vergleich mit der konventionellen Medizin

Wenn wir die »20 Besten« genau unter die Lupe nehmen, dann müssen wir uns schließlich auch fragen, welche dieser Verfahren nun tatsächlich besser sind als eine konventionelle Behandlung des gleichen Leidens. Alle 20 wurden von mir bezüglich ihres Nutzen-Risiko-Verhältnisses positiv beurteilt. Aber das bedeutet nicht, dass sie in diesem wichtigen Kriterium einer konventionellen Therapie überlegen sind. Am ehesten erfüllt das Johanniskraut diese Bedingung; es ist bei milden bis mittelschweren Depressionen ebenso effektiv wie herkömmliche Antidepressiva und hat weniger Nebenwirkungen als diese. Sein Nutzen-Risiko-Verhältnis ist also dem der herkömmlichen Antidepressiva überlegen. Bei allen anderen Verfahren der »20 Besten« ist das eher fraglich.

EIN WORT ZUM SCHLUSS

Im ersten Kapitel des Buchs habe ich Ihnen versprochen, die Alternativmedizin weder unkritisch hochzujubeln noch unfair zu verurteilen. Ich habe mir große Mühe gegeben, dieses Versprechen einzulösen.

Ist mir das geglückt?

Ich fürchte, es wird viele geben, die diese Frage verneinen. Und ich kann das meinen Kritikern nicht einmal verdenken! Wer lässt sich schon gern etwas madig machen, an das er zutiefst glaubt? Wer hört schon gern, dass seine Vorurteile gegen alles, was sich Alternativmedizin nennt, falsch und kontraproduktiv sind? Wer stört sich nicht an einem hässlichen Fakt, der seine schöne Theorie entkräftet? Sowohl die dogmatischen Neinsager als auch die naiv Gläubigen werden mit meinem Buch (oder zumindest mit Teilen davon) unzufrieden sein. Das ist zwar schade, aber letztlich irrelevant.

Mir ging es nicht darum, dem einen oder anderen Lager in dem endlosen Grabenkampf um die Alternativmedizin das Wort zu reden. Mir ging es vor allem darum, die Evidenz so aktuell, verständlich und objektiv wie möglich darzustellen und denjenigen zu dienen, die ernsthaft an Fakten interessiert sind.

Das Buch ist somit nichts für verbissene Grabenkämpfer; es richtet sich vielmehr an ganz normale Menschen, die ein Interesse an ihrer Gesundheit haben. Die große Mehrheit der Bevölkerung gehört nämlich nicht zu den Unbelehrbaren des einen oder anderen Lagers. Die meisten Menschen wollen keine Ideologie, sondern wirksame Medizin. Und die meisten sind verblüfft angesichts der unüberschaubaren Vielfalt alternativmedizinischer Angebote, der großartigen Heilsversprechen und nicht zuletzt der vehementen Emotionen, die all das auslösen kann.

Im Bereich der Alternativmedizin tummeln sich zweifelsohne vielerlei Unsinn, Scharlatanerie und Gefahren. Doch es gibt auch einiges, das belegbar effektiv ist und mehr Nutzen als Schaden anrichtet. Um hier die Spreu vom Weizen zu trennen, brauchen Sie keine Glaubensbekenntnisse. Was Sie brauchen, ist vor allem verlässliche Evidenz! Diese Evidenz können Sie in meinem Buch nachlesen. Wie Sie dann damit umgehen, ist einzig und allein Ihre Entscheidung.

Ich will mit meiner Darstellung der Fakten niemandem Vorschriften machen. Aber ich weiß, dass die Fülle der Fehlinformationen im Bereich Alternativmedizin großen Schaden anrichtet und dass Sie etwas Besseres verdient haben, als an der Nase herumgeführt zu werden. Falls dieses Buch Ihnen hilft, kluge Therapieentscheidungen zu treffen, hat sich meine Mühe gelohnt. Und falls Sie nur halb so viel Freude beim Lesen haben, wie ich beim Schreiben hatte, ist mein Ziel erreicht.

Prof. Dr. med. Edzard Ernst
im Sommer 2020

Bücher, die weiterhelfen

Bücher des Autors

… zur Alternativmedizin, die in Englisch publiziert und ins Deutsche übersetzt wurden:

Edzard Ernst u. a.: *Praxis Naturheilverfahren: Evidenzbasierte Komplementärmedizin*; Springer Verlag 2005

Edzard Ernst/Simon Singh: *Gesund ohne Pillen. Was kann die Alternativmedizin?*; Hanser Verlag 2009

Edzard Ernst: *Nazis, Nadeln und Intrigen: Erinnerungen eines Skeptikers*; JMB-Verlag 2015

Edzard Ernst: *Homöopathie – die Fakten [unverdünnt]*; Springer Verlag 2017

Edzard Ernst: *SchmU: Schein-medizinischer Unfug*; JMB-Verlag 2020

Weitere Titel zum Thema

Norbert Aust: *In Sachen Homöopathie. Eine Beweisaufnahme*; Web-Site-Verlag 2013

Ben Goldacre: *Die Wissenschaftslüge. Wie uns Pseudo-Wissenschaftler das Leben schwer machen*; Fischer Verlag 2010

Natalie Grams: *Gesundheit! Ein Buch nicht ohne Nebenwirkungen*; Springer Verlag 2017

Natalie Grams: *Was wirklich wirkt. Kompass durch die Welt der sanften Medizin*; Aufbau Verlag 2020

Sebastian Herrmann: *Starrköpfe überzeugen. Psychotricks für den Umgang mit Verschwörungstheoretikern, Fundamentalisten, Partnern und Ihrem Chef*; Rowohlt Verlag 2013

Christian Weymayr/Nicole Heißmann: *Die Homöopathie-Lüge. So gefährlich ist die Lehre von den weißen Kügelchen*; Piper Verlag 2012

Bücher aus dem Gräfe und Unzer Verlag

Michaela Bimbi-Dresp: *Pilates (mit DVD)*; 2015

Michaela Bimbi-Dresp: *Pilates für Späteinsteiger (mit DVD)*; 2017

Ingo Froböse: *Raus aus der Tablettenfalle*; 2019

Deliah Grasberger: *Autogenes Training (mit DVD)*; 2015

Friedrich Hainbuch: *Progressive Muskelentspannung (mit DVD)*; 2015

Nina Ruge/Dominik Duscher: *Altern wird heilbar*; 2020

Anna Trökes: *Yoga. Mehr Energie und Ruhe (mit DVD)*; 2015

Harry Waesse/Martin Kyrein: *Yoga für Einsteiger*; 2019

Sachregister

A

Abmagerungsmittel 56 ff.
Aderlass 29
Adipositas 56
Ähnlichkeitsregel 106, 108
Akupunktur 55, 65, 104
Alexander, Frederick
  Matthias 137
Alexander-Technik 137 ff.
alkalische Diät 60
Allheilmittel 21, 29, 201
Alternativmedizin 8 ff.
Amalgamfüllungen 104
Angewandte Kinesio-
  logie 71 ff.
Anthroposophie 21, 75 ff.
anthroposophische
  Arzneimittel 76 f.
anthroposophische
  Medizin 75 ff.
Anti-Aging 79 ff.
– -Therapie 80
Armhaltetest 73
Aromatherapie 55, 65
Arthrose 144, 153 f.
Ärzte 15, 36
Aspirin 30
Aufklärung 8 ff., 135
Außenseitermedizin 8
Auswahl, Themen- 53 ff.
Autismus 85
– -Spektrum-Störung 86
Autogenes Training
  141 ff., 166
ayurvedische Medizin
  122, 175

B

Bach-Blüten-Therapie
  21, 82 ff.
Bach, Edward 82
Bagua Zhang (Bagua-
  zhang) 188
Bang, Hans Olaf 150
Basenkost 60 ff.

bedenklichste Metho-
  den 52 ff.
begleitende Behand-
  lungen 38
Begriffe, alternative 8
Begründer der Metho-
  den 20, 134
Behandlungserfolg,
  Faktoren 35, 39
Bekanntheitsgrad 53
Beliebtheit 15, 28
beste Methoden 136 ff.
Bewegung 199
Beziehung, therapeu-
  tische 15
»Big Pharma« 23 f., 33
Bowen-Therapie 55
Brosch, Anton 92
Bücher über Alternativ-
  medizin 9 ff.
Buchinger, Otto 95

C

Cantharidenpflaster
  96, 98
Cease 85 ff.
Chelat-Therapie 88 ff.
Chi 62, 122, 187
Chiropraktik 21, 126
Choa Kok Sui 122
Chondroitin 144 ff., 153 f.
Clown-Therapie 165, 167
Cochrane-Review 48
Colon-Hydro-Thera-
  pie 92 ff.

D

Darmreinigung 92
Depression 159 ff.
Detox 95 ff., 105
Diagnoseverfahren, alter-
  native 71
Diät 56
– alkalische 60
Diäten, alternative 60 ff.

Diätvarianten 61
Doppelblindstudie 45
Dr. Rath Health Founda-
  tion 131 f.
Dyerberg, Jørn 150

E

EDTA-Chelat-Therapie 88
Effekt → spezifischer,
  Kontexteffekt, Placebo-
  effekt
Einwilligung nach erfolg-
  ter Aufklärung 135
Einzelfälle 44, 49
Emotionen 9, 23
Empirie/empirisch 43
energetisches Heilen
  121 ff.
Energie 121 ff.
Entgiftung 88
Entschlackung 88, 95 ff.
Entspannungsthera-
  pien 199
Erfahrung, persönliche 18
Ernährungsformen,
  spezielle 60
»Eskimodiät« 151
Eurythmie 55, 77
Evidenz 9, 22, 25, 38,
  43 ff., 54 f., 200, 203
– fehlende 55

F

Faktoren des Behand-
  lungserfolgs 35 ff.
Fallzahlen 46, 50
Fehlinformationen 9,
  17 f., 203
Feldenkrais-Methode
  147 ff.
Feldenkrais, Moshe 147
Fernheilung 121, 124
Fischöl 150 ff.
Forschung, Aktivität
  der 53

Fürbitten 121, 124
Fußreflexzonentherapie 31

G
ganzheitliche Medizin 8
ganzheitliche Zahn-
medizin 102
Ganzheitlichkeit 31 f.
Gau Sha 55
Gefahrlosigkeit 27
Geistheilen 37, 65, 121 ff.
Germanische Heil-
kunde 21, 33, 99 ff.
Gesundbeten 121
Gewichtsreduktion 56 ff.
Giftstoffe 95 ff.
Ginkgo biloba 55
Glaubensbekennt-
nisse 24 f.
Gleichgewichts-
störungen 148
Glucosamin 144 f., 153 ff.
Goldacre, Ben 131
Goodheart Jr., George J. 71
göttliches Heilen 121
Gräber, René 96

H
Hahnemann, Samuel 106
Hamer, Ryke Geerd 99
Hatha-Yoga 197
Heilen durch Hand-
auflegen 122
Heilenergie 121
Heilpraktiker 15 f., 31, 36
Heilsversprechen 9, 18, 22
Heilung 34 f.
Herz-Kreislauf-Schutz 163
Holismus 32
holistische Zahn-
medizin 102 ff.
Homöopathie 16, 21 f., 31,
44 ff., 65, 82, 85, 106 ff.
– Studienbeispiele 44 ff.
Hopi-Kerzen 118
Huebner, Jutta 69
Hypnosetherapie 156
Hypnotherapie 156 ff., 166

I
Impfungen 22 f., 33, 78,
85, 87, 89, 110, 129
informed consent 135
integrative Medizin 8
Interessenkonflikt 134
Internetseiten zum
Thema 9
Iridologie 111
Irisdiagnostik 31, 111 ff.
Irreführung der Patien-
ten 26
Iscador® 66, 77
Isopathie 85, 108

J
Jacobson, Edmund 181
Johanniskraut 159 ff., 201

K
Kampo-Medizin 30
Kausalzusammenhang 35
Kinesiologie, Ange-
wandte 71 ff.
Knoblauch 162 ff.
kolloidales Silber 114 ff.
Komplementärmedizin 8
Komplott gegen die Alter-
nativmedizin 32
Kontexteffekte 37 f., 110
Kontrollgruppe 39
Kopfschmerzen 44,
46 f., 49
Korrelation 35
Krebsdiäten 68 f.
Krebstherapien, alter-
native 65 ff.
Krieger, Dolores 122
Kunz, Dora 122

L
Lachtherapie 165 ff.
Lach-Yoga 165
Lebensenergie 62, 122
Lebenslauf des
Autors 11 ff.
Lehrstuhl für Komple-
mentärmedizin 12 f.

Leichtgläubigkeit 17
Lourdes 124
Lymphdrainage 168 ff.
Lymphkreislauf 170

M
Makrobiotik 62 ff.
Medikamente 22 f., 26, 33
Medizin, konventionelle
15, 21 ff., 28, 31 f., 39,
199, 201
– Missstände 16 f.
Medizin, Spielregeln
der 9
Meinungen 24 f.
Merkmale, typische 19 ff.
Mesmer, Anton 156
Meta-Analyse 48
Methoden, aner-
kannte 199
Mikronährstoffe 130, 133
Milliardengeschäft 26
Minchin, Tim 199
Mistel 66 ff., 77
Musiktherapie 166, 172 ff.
Muskeltest 72

N
Nahrungsergänzungs-
mittel 104, 130, 132,
144, 153
Naturheilkunde 8
Naturheilpraktiker 36
Natürlichkeit 27
natürlicher Verlauf der
Erkrankung 35, 38
Nebenwirkungen 54
– von Medikamenten
16, 23
Non-Responder 37
Novytskyi, Vasyl 67
Nutzen-Risiko-Verhältnis
134, 201

O
Ohrkerzen 55, 118 ff.
Ohsawa, Georges 62
Olpp, Gottlieb 92

Ölziehen 175 ff.
Omega-3-Fettsäuren 151 f.
Osteoarthrose 144
Osteopathie 21, 55

P

Paleo-Diät 64
Palmer, Daniel David 126
paranormales Heilen
  121 ff.
Patienten-Arzt-Bezie-
  hung 38
Peczely, Ignaz von 111
Pflanzenheilkunde 30
Pflanzenheilmittel 161 f.
Pharmaindustrie 16, 26,
  33 f., 69
pharmakologische Thera-
  pien 199
pH-Wert 60 f.
physikalische Thera-
  pien 199
Phytotherapie 30, 159, 162
Pilates 178 ff.
Pilates, Joseph 178
Placebo 40 f. 46, 200
– -effekt 18, 35, 38 f., 44,
  50, 110
placebokontrolliert 45
Plausibilität 54, 135, 199
Potenz/Potenzierung,
  homöopathische 107 f.
Powerlight CA 67
Prana 122
– -Heilung 122
Progressive Muskelent-
  spannung 166, 181 ff.
Progressive Muskelrelaxa-
  tion nach Jacobson 181
psychologischer Nut-
  zen 40
Publikationen 54, 13

R

randomisiert 45
Rath, Matthias 130 ff.
Recall Bias 37
Regression zur Mitte 37 f.

Reiki 122, 124
Review 48
Risiken 28, 54, 134
Rückenschmerzen 139

S

Sagan, Carl 7
Schadenspotenzial 54
Scheintherapie 38
Schlankheitsmittel 56 ff.
Schröpfen 98, 184 ff.
Schultz, Johannes
  Heinrich 141
Shiatsu 55
Sievers, Marie von 77
Silber, kolloidales 114 ff.
Simons, David G. 190
Smits, Tinus 85
soziale Erwünschtheit 38
spezifischer Effekt 37 ff.
spirituelles Heilen 122
Steiner, Rudolf 75 ff.
Stress 141
Studien 22, 44, 46, 53 f.
– Argumente gegen
  klinische 50
– Beobachtungs- 50
– Doppelblind- 45
– kontrollierte klinische
  39, 44 f., 49 ff., 200
– Qualitätskriterien 48

T

Tai-Chi 187 ff.
– -Chuan (Taiji-
  quan) 187 f.
Themenauswahl 53
Therapeutic Touch
  (TT) 122, 125
Therapeut-Patient-Bezie-
  hung 35
Therapie, kausale 42, 201
Tibetische Medizin 30
Toxine 98 → Giftstoffe
Tradition 29, 31
Traditionelle Chinesische
  Medizin 30, 122, 187
Travell, Janet 190

Triggerpunkt-
  Therapie 190 ff.
Tuina 55

U

Übergewicht 56
Übersichtsarbeiten, syste-
  matische 47 ff., 54
Ukrain 67 f.
Unbedenklichkeit 9
Unwirksamkeit 54, 135
Usui, Mikao 122

V

verblindet 45
Verschwörungstheo-
  rien 32 ff., 69
Verzweiflung 18
Visualisierung 193 ff.
Vitamine 130, 133
Vodder, Emil 168
Vorurteile 9, 202

W

Wegman, Ita 66, 75
Weleda 75
Wirbelsäulenmanipula-
  tionen 126 ff.
Wirksamkeit 9, 54, 135

X

Xing Yi Quan (Xingyi-
  quan) 188

Y

Yin und Yang 62, 187
Yoga 196 ff.

Z

Zahnmedizin, holistische/
  ganzheitliche/biolo-
  gische 102
Zellularmedizin 130 ff.

Quellenverzeichnis

Alle Online-Artikel wurden im Juni/Juli 2020 abgerufen.

1 Sagan, Carl: Quotes; online: https://www.goodreads.com/quotes/558528

2 Ernst, Edzard: *SchmU. Schein-medizinischer Unfug*; JMB-Verlag 2020.

3 https://www.psiram.science/de/index.php/Alternativmedizin

4 Di Blasi Z/Harkness E/Ernst E et al.: »Influence of context effects on health outcomes: a systematic review«; in: *Lancet*. 2001; 357(9258): 757–762.

5 *https://de.statista.com/statistik/daten/studie/631743/umfrage/umfrage-zu-den-ausgaben-fuer-medikamente-alternativer-medizin/*

6 Spielberg, Petra: »Schul- und Komplementärmedizin: Miteinander statt nebeneinander«; in: *Dtsch Arztebl*. 2007; 104(46): A-3148/B-2770/C-2672.

7 Ernst E: »Complementary and alternative medicine: what the NHS should be funding?«; in: *Br J Gen Pract*. 2008; 58(548): 208–209.

8 Guo R/Canter PH/Ernst E: »A systematic review of randomised clinical trials of individualised herbal medicine in any indication«; in: *Postgrad Med J*. 2007; 83(984): 633–637.

9 Volker Schulz/Rudolf Hänsel: *Rationale Phytotherapie. Ratgeber für Ärzte und Apotheker*; Springer, 5. Aufl. 2013.

10 Oliver JE/Wood T: »Medical Conspiracy Theories and Health Behaviors in the United States«; in: *JAMA Intern Med*. 2014; 174(5): 817–818.

11 *https://die-heimkehr.info/gesundheit/einfuehrung-in-die-germanische-heilkunde/*

12 Ernst E: »Wer heilt, hat nicht immer recht«; in: *Wien Klin Wochenschr*. 121, 223–224 (2009).

13 Ernst E: »Heilpraktiker – ein deutsches Phänomen. Welche Rechte und Pflichten haben Heilpraktiker?«; in: *Fortschr Med*. 1997; 115(4): 38–41.

14 Ernst E: »›Neue Deutsche Heilkunde‹: complementary/alternative medicine in the Third Reich«; in: *Complement Ther Med*. 2001; 9(1): 49–51.

15 Goetz K/Kattge S/Steinhäuser J: »›The Phenomena of Naturopathic Practitioner: Predictors of a High Patient Throughput«; in: *Evid Based Complement Alternat Med*. 2017; 2017:9758326.

16 Krug K/Kraus KI/Herrmann K/Joos S: »Complementary and alternative medicine (CAM) as part of primary health care in Germany-comparison of patients consulting general practitioners and CAM practitioners: a cross-sectional study«; in: *BMC Complement Altern Med*. 2016; 16(1): 409.

17 https://www.spiegel.de/gesundheit/diagnose/krebs-mehrere-tote-nach-alternativer-behandlung-a-1106218.html (5.8.2016, 09.55 h)

18 Heudorf U/Carstens A/Exner M: »Heilpraktiker und öffentliches Gesundheitswesen. Gesetzliche Grundlagen sowie Erfahrungen aus den Überprüfungen der Heilpraktikeranwärter und der infektionshygienischen Überwachung von

Heilpraktiker-Praxen im Rhein-Main-Gebiet 2004–2007«; in: *Bundesgesundheitsblatt – Gesundheitsforschung – Gesundheitsschutz*. 2010; 53(2): 245–257.

19 https://flexikon.doccheck.com/de/Evidenz (3.2.2013, 18:11 h)

20 Owen JM/Green BN: »Homeopathic treatment of headaches: a systematic review of the literature«; in: *J Chiropr Med*. 2004; 3(2): 45–52.

21 Davidson JR/Crawford C/Ives JA/Jonas WB: »Homeopathic treatments in psychiatry: a systematic review of randomized placebo-controlled studies.«; in: *J Clin Psychiatry*. 2011; 72(6): 795–805.

22 Rotella F/Cassioli E/Falone A et al.: »Homeopathic Remedies in Psychiatric Disorders: A Meta-analysis of Randomized Controlled Trials«; in: *J Clin Psychopharmacol*. 2020; 40(3): 269–275.

23 Pittler MH/Ernst E: »Complementary therapies for reducing body weight: a systematic review«; in: *Int J Obes (Lond)*. 2005; 29(9): 1030–1038.

24 Esteghamati A/Mazaheri T/Vahidi Rad M/Noshad S: »Complementary and alternative medicine for the treatment of obesity: a critical review«; in: *Int J Endocrinol Metab*. 2015; 13(2): e19678.

25 Onakpoya IJ/Wider B/Pittler MH/Ernst E: »Food supplements for body weight reduction: a systematic review of systematic reviews«; in: *Obesity (Silver Spring)*. 2011; 19(2): 239–244.

26 Pittler MH/Schmidt K/Ernst E: »Adverse events of herbal food supplements for body weight reduction: systematic review«; in: *Obes Rev*. 2005; 6(2): 93–111.

27 Yellapu RK/Mittal V/Grewal P et al.: »Acute liver failure caused by ›fat burners‹ and dietary supplements: a case report and literature review«; in: *Can J Gastroenterol*. 2011; 25(3): 157–160.

28 Fenton TR/Tough SC/Lyon AW et al.: »Causal assessment of dietary acid load and bone disease: a systematic review & meta-analysis applying Hill's epidemiologic criteria for causality«; in: *Nutr J*. 2011; 10: 41.

29 Fenton TR/Huang T: »Systematic review of the association between dietary acid load, alkaline water and cancer«; in: *BMJ Open*. 2016; 6(6): e010438.

30 Kushi LH/Cunningham JE/Hebert JR et al.: »The macrobiotic diet in cancer.«; in: *J Nutr*. 2001; 131(11 Suppl): 3056S-64S.

31 Dagnelie PC/van Staveren WA/Verschuren SA et al.: »Nutritional status of infants aged 4 to 18 months on macrobiotic diets and matched omnivorous control infants: a population-based mixed-longitudinal study. I. Weaning pattern, energy and nutrient intake«; in: *Eur J Clin Nutr*. 1989; 43(5): 311–323.

32 Lerman RH: »The macrobiotic diet in chronic disease«; in: *Nutr Clin Pract*. 2010; 25(6): 621–626.

33 Tarantino G/Citro V/Finelli C: »Hype or Reality: Should Patients with Metabolic Syndrome-related NAFLD be on the Hunter-Gatherer (Paleo) Diet to Decrease Morbidity?«; in: *J Gastrointestin Liver Dis*. 2015; 24(3): 359–368.

34 Freuding M/Keinki C/Kutschan S et al.: »Mistletoe in oncological treatment: a systematic review. Part 2: quality of life and toxicity of cancer treatment«; in: *J Cancer Res Clin Oncol*. 2019; 145(4): 927–939.

35 Freuding M/Keinki C/Micke O et al.: »Mistletoe in oncological treatment: a systematic review. Part 1: survival and safety«; in: *J Cancer Res Clin Oncol.* 2019; 145(3): 695–707.

36 *http://www.powerlight-dubai.com/powerlight-ca.html*

37 Kuhrt, Nicola: »›Powerlight‹, ein Allzweckmittel?«, https://medwatch. de/2020/05/15/warten-auf-ein-wunder/ (15.5.2020)

38 »Krebsmittel Ukrain«: https://ukrin.com/de

39 Ernst E/Schmidt K: »Ukrain – a new cancer cure? A systematic review of randomised clinical trials«; in: *BMC Cancer.* 2005; 5: 69.

40 Huebner J/Marienfeld S/Abbenhardt C et al.: »Counseling patients on cancer diets: a review of the literature and recommendations for clinical practice«; in: *Anticancer Res.* 2014; 34(1): 39–48.

41 Oliver JE/Wood T.: »Medical Conspiracy Theories and Health Behaviors in the United States«; in: *JAMA Intern Med.* 2014; 174(5): 817–818.

42 Greenlee H/Ernst E: »What can we learn from Steve Jobs about complementary and alternative therapies?«; in: *Prev Med.* 2012; 54(1): 3–4.

43 Johnson SB/Park HS/Gross CP/Yu JB: »Use of Alternative Medicine for Cancer and Its Impact on Survival«; in: *J. Natl. Cancer Inst.* 2018; 110(1): 121–124.

44 *https://www.theguardian.com/commentisfree/2015/mar/03/what-do-doctors-say-to-alternative-therapists-when-a-patient-dies-nothing-we-never-talk* (Srivastava, R.; 2.3.2015, 23.39 h)

45 Edzard Ernst: *Alternative Medicine. A Critical Assessment of 150 Modalities;* Springer Nature/Copernicus 2019

46 *https://www.icak.com/*

47 https://en.wikipedia.org/wiki/Applied_kinesiology

48 Hall S/Lewith G/Brien S/Little P: »A review of the literature in applied and specialised kinesiology«; in: *Forsch Komplementmed.* 2008; 15(1): 40–46.

49 Schwartz SA/Utts J/Spottiswoode SJ et al.: »A double-blind, randomized study to assess the validity of applied kinesiology (AK) as a diagnostic tool and as a nonlocal proximity effect«; in: *Explore (NY).* 2014; 10(2): 99–108.

50 Rudolf Steiner/Ita Wegman: *Grundlegendes für eine Erweiterung der Heilkunst nach geisteswissenschaftlichen Erkenntnissen;* Rudolf Steiner Verlag 1991

51 Hamre HJ/Glockmann A/Heckenbach K/Matthes H: »Use and Safety of Anthroposophic Medicinal Products: An Analysis of 44,662 Patients from the EvaMed Pharmacovigilance Network«; in: *Drugs Real World Outcomes.* 2017; 4(4): 199–213.

52 Ernst E: »Rise in popularity of complementary and alternative medicine: reasons and consequences for vaccination«; in: *Vaccine.* 2001; 20 Suppl 1: 90–89.

53 Son DH/Park WJ/Lee YJ: »Recent Advances in Anti-Aging Medicine«; in: *Korean J Fam Med.* 2019; 40(5): 289–296.

54 *http://www.medicus-today.com/anti-aging/*

55 Fishman JR/Flatt MA/Settersten RA Jr.: »Bioidentical hormones, menopausal women, and the lure of the ›natural‹ in U. S. anti-aging medicine«; in: *Soc Sci Med.* 2015; 132: 79–87.

56 *https://www.statista.com/statistics/805655/global-anti-aging-market-sales-value/*

57 Hunt KJ/Hung SK/Ernst E: »Botanical extracts as anti-aging preparations for the skin: a systematic review«; in: *Drugs Aging.* 2010; 27(12): 973–985.

58 Zhao J/Lan X/Liu Y et al.: »Anti-aging role of Chinese herbal medicine: an overview of scientific evidence from 2008 to 2018«; in: *Ann Palliat Med.* 2020; 9(3): 1230–1248.

59 Ernst E: »Adverse effects of unconventional therapies in the elderly: A systematic review of the recent literature«; in: *J Am Aging Assoc.* 2002; 25(1): 11–20.

60 Armstrong NC, Ernst E: »A randomized, double-blind placebo-controlled trial of a Bach Flower Remedy«; in: *Perfusion.* 12 (1999), 440–446.

61 Ernst E: »Bach flower remedies: a systematic review of randomised clinical trials«; in: *Swiss Med Wkly.* 2010; 140: w13079.

62 *https://xn--gesund-mit-homopathie-uec.de/cease-therapie/*

63 Smits, Tinus: *Autismus – Zutiefst verzweifelt. CEASE Therapie;* Narayana 2012

64 *http://www.cease-therapy.com/*

65 *https://web.archive.org/web/20190611232902/https://hint.org.uk/wp-content/uploads/2019/05/Letter-to-CEASE-practitioners.pdf* (8.5.2019)

66 Kim JJ/Kim YS/Kumar V: »Heavy metal toxicity: An update of chelating therapeutic strategies«; in: *J Trace Elem Med Biol.* 2019; 54: 226–231.

67 *http://chelat-therapie.de/*

68 https://www.chelat.biz

69 Villarruz-Sulit MV/Forster R/Dans AL et al.: »Chelation therapy for atherosclerotic cardiovascular disease«; in: *Cochrane Database Syst Rev.* 2020; 5(5): CD002785.

70 Ernst E: »Chelation therapy for coronary heart disease: An overview of all clinical investigations«; in: *Am Heart J.* 2000; 140(1): 139–141.

71 Shrihari JS/Roy A/Prabhakaran D/Reddy KS: »Role of EDTA chelation therapy in cardiovascular diseases«; in: *Natl Med J India.* 2006; 19(1): 24–26.

72 Ernst E: »Fatalities after CAM: an overview«; in: *Br J Gen Pract.* 2011; 61(587): 404–405.

73 Ernst E: »Colonic irrigation and the theory of autointoxication: a triumph of ignorance over science«; in: *J Clin Gastroenterol.* 1997; 24(4): 196–198.

74 Ernst E: »Colonic irrigation: therapeutic claims by professional organisations, a review«; in: *Int J Clin Pract.* 2010; 64(4): 429–431.

75 https://www.igel-monitor.de/igel-a-z/igel/show/colon-hydro-therapie.html (16.01.2012)

76 *https://www.gesund-heilfasten.de/entschlackung_entschlackungskur.html* (30.5.2014)

77 https://gesundheit-koerper-seele.com/entgiften-entschlacken-oder-detox-den-koerper-reinigen/ (17.7.2020)

78 Kjeldsen-Kragh J/Haugen M/Borchgrevink CF et al.: »Controlled trial of fasting and one-year vegetarian diet in rheumatoid arthritis«; in: *Lancet*. 1991; 338(8772): 899–902.

79 Ernst E: »Alternative detox«; in: *Br Med Bull*. 2012; 101: 33–38.

80 Izzo AA/Ernst E: »Interactions between herbal medicines and prescribed drugs: an updated systematic review«; in: *Drugs*. 2009; 69(13): 1777–1798.

81 *https://de.wikipedia.org/wiki/Ryke_Geerd_Hamer*

82 *https://www.germanischeheilkunde-drhamer.com/germanische/germanische-heilkunde*

83 https://de.wikipedia.org/wiki/Ryke_Geerd_Hamer#cite_note-62

84 *https://edzardernst.com/2016/09/another-death-by-quackery/*

85 *http://www.zahngesundheit-online.com/Ganzheitliche-Zahnmedizin/Ganzheitliche-Therapie_Index/*

86 *https://www.dr-lechner.de/ganzheitliche-stoerfeld-praxis/*

87 Baatsch B/Zimmer S/Rodrigues Recchia D/Büssing A: »Complementary and alternative therapies in dentistry and characteristics of dentists who recommend them»; in: *Complement Ther Med*. 2017;35: 64–69.

88 Little JW: »Complementary and alternative medicine: impact on dentistry«; in: *Oral Surg Oral Med Oral Pathol Oral Radiol Endod*. 2004; 98(2): 137–145.

89 Ernst E/Pittler MH: »The effectiveness of acupuncture in treating acute dental pain: a systematic review»; in: *Br Dent J*. 1998; 184(9): 443–447.

90 Ernst E: »Fatalities after CAM: an overview»; in: *Br J Gen Pract*. 2011; 61(587): 404–405.

91 Posadzki P/Watson LK/Ernst E: »Adverse effects of herbal medicines: an overview of systematic reviews«; in: *Clin Med (Lond)*. 2013; 13(1): 7–12.

92 Lund Håheim L/Dalen K/Eide R et al.: *Effect of Replacing Amalgam Fillings on the Suspicion of Adverse Health Effects from Amalgam*; Oslo, Norway: Knowledge Centre for the Health Services at The Norwegian Institute of Public Health (NIPH); August 2006.

93 *http://www.dental-acupuncture.org/how-can-acupuncture-help/*

94 *http://www.bhda.co.uk/*

95 https://www.helios.co.uk/shop/vacuum-the-proving; *weitere Mittel siehe* https://www.helios.co.uk/shop/search/taxonomy/imponderable/list

96 Ernst, Edzard: *Homöopathie – die Fakten [unverdünnt]*; Springer, 2017

97 Mathie RT: »Controlled clinical studies of homeopathy«; in: *Homeopathy*. 2015; 104(4): 328–332.

98 *https://edzardernst.com/2017/04/official-verdicts-on-homeopathy/*

99 Brien SB,/Leydon GM/Lewith G: »Homeopathy enables rheumatoid arthritis patients to cope with their chronic ill health: a qualitative study of patient's

perceptions of the homeopathic consultation«; in: *Patient Educ Couns.* 2012; 89(3): 507–516.

100 Schmidt K/Ernst E: »MMR vaccination advice over the Internet«; in: *Vaccine.* 2003; 21(11–12):1044–1047.

101 *https://www.iridologie-dehnelt.com/iridologie*

102 Münstedt K/El-Safadi S/Brück F et al.: »Can iridology detect susceptibility to cancer? A prospective case-controlled study«; in: *J Altern Complement Med.* 2005; 11(3): 515–519.

103 Ernst E: »Iridology: A systematic review«; in: *Forsch Komplementarmed.* 1999; 6(1): 7–9.

104 Salles LF/Silva MJ: »Iridologia: revisão sistemática [Iridology: a systematic review]«; in: *Rev Esc Enferm USP.* 2008; 42(3): 596–600.

105 https://www.aerzteblatt.de/nachrichten/97971/Augenaerzte-warnen-vor-sogenannter-Irisdiagnostik (18.9.2018)

106 Morrill K/May K/Leek D et al.: »Spectrum of antimicrobial activity associated with ionic colloidal silver«; in: *J Altern Complement Med.* 2013; 19(3): 224–231.

107 Vital Experts: *Kolloidales Silber. Das natürliche Antibiotikum & Heilmittel: Wie Sie das hochwirksame Silberwasser bei Menschen, Tieren und Pflanzen gegen Krankheiten und Beschwerden richtig anwenden und dosieren;* Selbstverlag 2020

108 *https://vitalinstitut.net/kolloidales-silber/*

109 *https://kolloidales-silber-ratgeber.info/*

110 Scott JR/Krishnan R/Rotenberg BW/Sowerby LJ: »The effectiveness of topical colloidal silver in recalcitrant chronic rhinosinusitis: a randomized crossover control trial«; in: *J Otolaryngol Head Neck Surg.* 2017; 46(1): 64.

111 Fung MC/Bowen DL: »Silver products for medical indications: risk-benefit assessment«; in: *J Toxicol Clin Toxicol.* 1996; 34(1): 119–126.

112 Kim JJ/Konkel K/McCulley L/Diak IL: »Cases of Argyria Associated With Colloidal Silver Use«; in: *Ann Pharmacother.* 2019; 53(8): 867–870.

113 Mohan N/Gomez C/Khawar N et al.: »Colloidal Silver Ingestion Associated with Leukocytoclastic Vasculitis in an Adolescent Female«; in: *Am J Case Rep.* 2019;20:730–734.

114 *http://www.activehealthcare.co.uk/index.php/ear-candling/148-the-authenticity-of-the-hopi-candle* (18.–19.11.2006)

115 *https://ohrenkerzen.blogspot.com/* (29.11.2007)

116 *https://pagewizz.com/ohrenkerzen/* (1.12.2011)

117 Ernst E: »Ear candles: a triumph of ignorance over science«; in: *J Laryngol Otol.* 2004; 118(1): 1–2.

118 Hornibrook J: »Where there's smoke there's fire – ear candling in a 4-year-old girl«; in: *N Z Med J.* 2012; 125(1367): 138–140.

119 »Bewerbung von Hopi-Kerzen. Urteil des Landgerichts Frankfurt am Main […]«; in: *Medizin Produkte Recht (MPR)* 2008; 1: 19–22; *https://de.wikipedia.org/wiki/Ohrkerze#cite_note-7*

120 *https://prana-leonberg.de/prana-heilung/*

121 *http://pranayoga-dieburg.de/prana-heilung/*

122 Radin D/Schlitz M/Baur C: »Distant Healing Intention Therapies: An Overview of the Scientific Evidence«; in: *Glob Adv Health Med.* 2015; 4(Suppl): 67–71.

123 François B/Sternberg EM/Fee E: »The Lourdes medical cures revisited«; in: *J Hist Med Allied Sci.* 2014; 69(1): 135–162.

124 Roberts L/Ahmed I/Hall S/Davison A: »Intercessory prayer for the alleviation of ill health«; in: *Cochrane Database Syst Rev.* 2009; 2009(2): CD000368.

125 Lee MS/Pittler MH/Ernst E: »Effects of reiki in clinical practice: a systematic review of randomised clinical trials«; in: *Int J Clin Pract.* 2008; 62(6): 947–954.

126 Joyce J/Herbison GP: »Reiki for depression and anxiety«; in: *Cochrane Database Syst Rev.* 2015; (4): CD006833.

127 Candy B/Jones L/Varagunam M et al.: »Spiritual and religious interventions for well-being of adults in the terminal phase of disease«; in: *Cochrane Database Syst Rev.* 2012; (5): CD007544.

128 Rosa L/Rosa E/Sarner L/Barrett S: »A close look at therapeutic touch«; in: *JAMA.* 1998; 279(13): 1005–1010.

129 Ernst E: »Chiropractic: a critical evaluation«; in: *J Pain Symptom Manage.* 2008; 35(5): 544–562.

130 Rubinstein SM/Terwee CB/Assendelft WJ et al.: »Spinal manipulative therapy for acute low-back pain«; in: *Cochrane Database Syst Rev.* 2012; 2012(9): CD008880.

131 Rubinstein SM/van Middelkoop M/Assendelft WJ et al.: »Spinal manipulative therapy for chronic low-back pain«; in: *Cochrane Database Syst Rev.* 2011; (2): CD008112.

132 Posadzki P/Ernst E: »Spinal manipulation: an update of a systematic review of systematic reviews«; in: *N Z Med J.* 2011; 124(1340): 55–71.

133 Stevinson C/Ernst E: »Risks associated with spinal manipulation«; in: *Am J Med.* 2002; 112(7): 566–571.

134 Langworthy JM/Cambron J: »Consent: its practices and implications in United kingdom and United States chiropractic practice«; in: *J Manipulative Physiol Ther.* 2007; 30(6): 419–431.

135 Schmidt K/Ernst E: »Aspects of MMR. Survey shows that some homoeopaths and chiropractors advise against MMR«; in: *BMJ.* 2002; 325(7364): 597.

136 http://zellular.info/

137 https://shop.drrath.com/collections/frontpage/products/dr-rath-cardiovascular-health-longevity-multivitamin-synergy-formula-cardio-healthy-arteries

138 https://businessethicscases.blogspot.com/2014/04/mattias-rath-cure-for-aids.html (1.4.2014, 20:24 h)

139 Boseley, S.: »Fall of the doctor who said his vitamins would cure Aids«; https://www.theguardian.com/world/2008/sep/12/matthiasrath.aids2 (12.9.2008)

140 »Anti-AIDS vitamin advertising banned«; online in: *Nature* 453, 969 (2008); https://www.nature.com/news/2008/080618/full/453969c.html (18.6.2008)

141 https://www.dr-rath-foundation.org/about-dr-rath-health-foundation/?lang=de (abgerufen am 9.9.2020)

142 https://www.drrathresearch.org/news/95-clinical-studies-tab/315-reduction-in-tibial-shaft-fracture-healing-time-with-essential-nutrient-supplementation-containing-ascorbic-acid-lysine-and-proline (2004)

143 https://de.wikipedia.org/wiki/Matthias_Rath

144 https://en.wikipedia.org/wiki/Hypervitaminosis

145 Hamishehkar H/Ranjdoost F/Asgharian P et al.: »Vitamins, Are They Safe?«; in: *Adv Pharm Bull.* 2016; 6(4): 467–477.

146 Ernst E: »Chiropractic care: attempting a risk-benefit analysis«; in: *Am J Public Health.* 2002; 92(10): 1603–1604.

147 Ernst E: »Risikofreie Homöopathie?«; in: *Schweiz Med Wochenschr.* 1996; 126(40): 1677–1679.

148 Edzard Ernst/Kevin Smith: *More Harm than Good? The Moral Maze of Complementary and Alternative Medicine;* Springer 2018

149 *https://www.alexander-technik.org/alexander-technik/was-ist-alexander-technik.html*

150 a. a. O.

151 https://www.alexander-technik.org/anwendungsgebiete/gesundheit.html

152 Woodman JP/Moore NR: »Evidence for the effectiveness of Alexander Technique lessons in medical and health-related conditions: a systematic review«; in: *Int J Clin Pract.* 2012; 66(1): 98–112.

153 O'Neill MM/Anderson DI/Allen DD et al.: »Effects of Alexander Technique training experience on gait behavior in older adults«; in: *J Bodyw Mov Ther.* 2015; 19(3): 473–481.

154 MacPherson H/Tilbrook H/Richmond S et al.: »Alexander Technique Lessons or Acupuncture Sessions for Persons With Chronic Neck Pain: A Randomized Trial«; [published correction appears in *Ann Intern Med.* 2016 Feb 2; 164(3): 204]. *Ann Intern Med.* 2015; 163(9): 653–662.

155 Seo E/Kim S: »Effect of Autogenic Training for Stress Response: A Systematic Review and Meta-Analysis«; in: *J Korean Acad Nurs.* 2019; 49(4): 361–374.

156 Useros-Olmo AI/Martínez-Pernía D/Huepe D: »The effects of a relaxation program featuring aquatic therapy and autogenic training among people with cervical dystonia (a pilot study)«; in: *Physiother Theory Pract.* 2020; 36(4): 488–497.

157 Awad MA/Hasanin ME/Taha MM/Gabr AA: »Effect of stretching exercises versus autogenic training on preeclampsia«; in: J Exerc Rehabil. 2019; 15(1): 109–113.

158 Aivazyan TA/Zaitsev VP: »The effectiveness of autogenic training in the psycho-corrective treatment of the patients presenting with chronic somatic diseases«; in: *Vopr Kurortol Fizioter Lech Fiz Kult.* 2018; 95(3): 11–15.

159 https://www.miomedi.de/gesundheit/alternative-medizin/alternative-heilmethoden/autogenes-training/autogenes-training-gegenanzeigen-nebenwirkungen.html

160 Singh JA/Noorbaloochi S/MacDonald R/Maxwell LJ: »Chondroitin for osteoarthritis«; in: *Cochrane Database Syst Rev.* 2015; 1: CD005614.

161 Knapik JJ/Pope R/Hoedebecke SS et al.: »Effects of Oral Chondroitin Sulfate on Osteoarthritis-Related Pain and Joint Structural Changes: Systematic Review and Meta-Analysis«; in: *J Spec Oper Med.* 2019; 19(1): 113–124.

162 Honvo G/Bruyère O/Geerinck A et al.: »Efficacy of Chondroitin Sulfate in Patients with Knee Osteoarthritis: A Comprehensive Meta-Analysis Exploring Inconsistencies in Randomized, Placebo-Controlled Trials«; in: *Adv Ther.* 2019; 36(5): 1085–1099.

163 Hillier S/Worley A: »The effectiveness of the feldenkrais method: a systematic review of the evidence«; in: *Evid Based Complement Alternat Med.* 2015; 2015: 752160.

164 Paolucci T/Zangrando F/Iosa M et al.: »Improved interoceptive awareness in chronic low back pain: a comparison of Back school versus Feldenkrais method.«; in: *Disabil Rehabil.* 2017; 39(10): 994–1001.

165 Ahmadi H/Adib H/Selk-Ghaffari M et al.: »Comparison of the effects of the Feldenkrais method versus core stability exercise in the management of chronic low back pain: a randomised control trial«; in: *Rehabil.* 2020; 269215520947069

166 Teixeira-Machado L/Araújo FM/Cunha FA et al.: »Feldenkrais method-based exercise improves quality of life in individuals with Parkinson's disease: a controlled, randomized clinical trial« in: *Altern Ther Health Med.* 2015; 21(1): 8–14.

167 Lundqvist LO/Zetterlund C/Richter HO: »Effects of Feldenkrais method on chronic neck/scapular pain in people with visual impairment: a randomized controlled trial with one-year follow-up«; in: *Arch Phys Med Rehabil.* 2014; 95(9): 1656–1661.

168 Preston, E.: »The Fishy Origins of the Fish Oil Craze«; *https://slate.com/ technology/2014/08/does-fish-oil-prevent-heart-disease-original-danish-eskimo-diet-study-was-wrong.html* (3.8.2014, 23:52 h

169 Bang HO/Dyerberg J: »Lipid Metabolism and Ischemic Heart Disease in Greenland Eskimos«; in: Draper HH (eds): *Advances in Nutritional Research;* Springer, Boston, MA 1980.

170 Spector AA/Kim HY: »Emergence of omega-3 fatty acids in biomedical research«; in: *Prostaglandins Leukot Essent Fatty Acids.* 2019; 140: 47–50.

171 Abdelhamid AS/Martin N/Bridges C et al.: »Polyunsaturated fatty acids for the primary and secondary prevention of cardiovascular disease«; in: *Cochrane Database Syst Rev.* 2018; 7(7): CD012345.

172 Fodor JG/Helis E/Yazdekhasti N/Vohnout B: »›Fishing‹ for the Origins of the ›Eskimos and Heart Disease‹ Story: Facts or Wishful Thinking?«; in: *Can J Cardiol.* 2014; 30(8): 864–868.

173 Wall R/Ross RP/Fitzgerald GF/Stanton C: »Fatty acids from fish: the anti-inflammatory potential of long-chain omega-3 fatty acids«; in: *Nutr Rev.* 2010; 68(5): 280–289.

174   Chen X/Hong S/Sun X et al.: »Efficacy of fish oil and its components in the management of psoriasis: a systematic review of 18 randomized controlled trials«; in: *Nutr Rev.* 2020; 78(10): 827–840.

175   Bakouei F/Delavar MA/Mashayekh-Amiri S et al.: »Efficacy of n-3 fatty acids supplementation on the prevention of pregnancy induced-hypertension or preeclampsia: A systematic review and meta-analysis«; in: *Taiwan J Obstet Gynecol.* 2020; 59(1): 8–15.

176   AlAmmar WA/Albeesh FH/Ibrahim LM et al.: »Effect of omega-3 fatty acids and fish oil supplementation on multiple sclerosis: a systematic review«; in: *Nutr Neurosci.* 2019; 1–11.

177   Brainard JS/Jimoh OF/Deane KHO et al.: »Omega-3, Omega-6, and Polyunsaturated Fat for Cognition: Systematic Review and Meta-analysis of Randomized Trials«; in: *J Am Med Dir Assoc.* 2020; S1525–8610(20)30219-X.

178   Abdelhamid AS/Brown TJ/Brainard JS et al.: »Omega-3 fatty acids for the primary and secondary prevention of cardiovascular disease«; in: *Cochrane Database Syst Rev.* 2018; 11(11): CD003177.

179   Williams C/Ampat G: »Glucosamine Sulfate«; in: *StatPearls*. Treasure Island (FL): StatPearls Publishing; June 25, 2020.

180   Ton J/Perry D/Thomas B et al.: »PEER umbrella systematic review of systematic reviews: Management of osteoarthritis in primary care«; in: *Can Fam Physician.* 2020; 66(3): e89–e98.

181   Apostu D/Lucaciu O/Mester A et al.: »Systemic drugs with impact on osteoarthritis«; in: *Drug Metab Rev.* 2019; 51(4): 498–523.

182   Bruyère O/Reginster JY/Honvo G/Detilleux J: »Cost-effectiveness evaluation of glucosamine for osteoarthritis based on simulation of individual patient data obtained from aggregated data in published studies«; in: *Aging Clin Exp Res.* 2019; 31(6): 881–887.

183   Ogata T/Ideno Y/Akai M et al.: »Effects of glucosamine in patients with osteoarthritis of the knee: a systematic review and meta-analysis«; in: *Clin Rheumatol.* 2018; 37(9): 2479–2487.

184   Li ZH/Gao X/Chung VC et al.: »Associations of regular glucosamine use with all-cause and cause-specific mortality: a large prospective cohort study«; in: *Ann Rheum Dis.* 2020; 79(6): 829–836.

185   *https://hypnotherapie.koeln/*

186   Hetterich L/Stengel A: »Psychotherapeutic Interventions in Irritable Bowel Syndrome«; in: *Front Psychiatry.* 2020; 11: 286.

187   Black CJ/Thakur ER/Houghton LA et al.: » Efficacy of psychological therapies for irritable bowel syndrome: systematic review and network meta-analysis«; in: *Gut.* 2020; 69(8): 1441–1451.

188   Catsaros S/Wendland J: »Hypnosis-based interventions during pregnancy and childbirth and their impact on women's childbirth experience: A systematic review«; in: *Midwifery.* 2020; 84: 102666.

189   Taylor DA/Genkov KA: »Hypnotherapy for the Treatment of Persistent Pain: A Literature Review«; in: *J Am Psychiatr Nurses Assoc.* 2020; 26(2): 157–161.

190 Provençal SC/Bond S/Rizkallah E/El-Baalbaki G: »Hypnosis for burn wound care pain and anxiety: A systematic review and meta-analysis«; in: *Burns*. 2018; 44(8): 1870–1881.

191 Fisch S/Brinkhaus B/Teut M: »Hypnosis in patients with perceived stress – a systematic review»; in: *BMC Complement Altern Med*. 2017; 17(1): 323.

192 Madden K/Middleton P/Cyna AM et al.: »Hypnosis for pain management during labour and childbirth»; in: *Cochrane Database Syst Rev*. 2016; 2016(5): CD009356.

193 Abbot NC/Stead LF/White AR et al.: »Hypnotherapy for smoking cessation«; in: *Cochrane Database Syst Rev*. 2000; (2): CD001008.

194 *https://www.gesundenatur.info/johanniskraut.html*

195 Ernst, Edzard (Hrsg.): *Hypericum. The genus Hypericum. Medicinal and Aromatic Plants – Industrial Profiles;* Band 31, Routledge 2019

196 Marrelli M/Statti G/Conforti F: »Hypericum spp.: An Update on the Biological Activities and Metabolic Profiles«; in: *Mini Rev Med Chem*. 2020; 20(1): 66–87.

197 Ng QX/Venkatanarayanan N/Ho CY: »Clinical use of Hypericum perforatum (St John's wort) in depression: A meta-analysis«; in: *J Affect Disord*. 2017; 210: 211–221.

198 Röder C/Schaefer M/Leucht S: »Meta-Analyse zu Wirksamkeit und Verträglichkeit der Behandlung der leichten und mittelschweren Depression mit Johanniskraut«; in: *Fortschr Neurol Psychiatr*. 2004; 72(6): 330–343.

199 Knüppel L/Linde K: »Adverse effects of St. John's Wort: a systematic review«; in: *J Clin Psychiatry*. 2004; 65(11): 1470–1479.

200 Awortwe C/Bruckmueller H/Cascorbi I: »Interaction of herbal products with prescribed medications: A systematic review and meta-analysis«; in: *Pharmacol Res*. 2019; 141: 397–408.

201 Shang A/Cao SY/Xu XY et al.: »Bioactive Compounds and Biological Functions of Garlic (Allium sativum L.)«; in: *Foods*. 2019; 8(7): 246.

202 El-Saber Batiha G/Magdy Beshbishy A/G Wasef L et al.: »Chemical Constituents and Pharmacological Activities of Garlic (Allium sativum L.): A Review«; in: *Nutrients*. 2020; 12(3): 872.

203 Sun YE/Wang W/Qin J: »Anti-hyperlipidemia of garlic by reducing the level of total cholesterol and low-density lipoprotein: A meta-analysis«; in: *Medicine (Baltimore)*. 2018; 97(18): e0255.

204 Reinhart KM/Coleman CI/Teevan C et al: »Effects of garlic on blood pressure in patients with and without systolic hypertension: a meta-analysis«; in: *Ann Pharmacother*. 2008; 42(12): 1766–1771.

205 Emamat H/Tangestani H/Totmaj AS et al.: »The effect of garlic on vascular function: A systematic review of randomized clinical trials«; in: *Clin Nutr*. 2020; S0261-5614(20)30079-0.

206 Zhou X/Qian H/Zhang D/Zeng L: »Garlic intake and the risk of colorectal cancer: A meta-analysis«; in: *Medicine (Baltimore)*. 2020; 99(1): e18575.

207 Si XB/Zhang XM/Wang S et al.: »Allicin as add-on therapy for Helicobacter pylori infection: A systematic review and meta-analysis«; in: *World J Gastroenterol.* 2019; 25(39): 6025–6040.

208 Darooghegi Mofrad M/Rahmani J/Varkaneh HK et al.: »The effects of garlic supplementation on weight loss: A systematic review and meta-analysis of randomized controlled trials«; in: *Int J Vitam Nutr Res.* 2019; 1–13.

209 Izzo AA/Ernst E: »Interactions between herbal medicines and prescribed drugs: an updated systematic review«; in: *Drugs.* 2009; 69(13): 1777–1798.

210 Mora-Ripoll R: »The therapeutic value of laughter in medicine«; in: *Altern Ther Health Med.* 2010; 16(6): 56–64.

211 Catapan SC/Oliveira WF/Rotta TM: »Clown therapy in the hospital setting: A review of the literature«; in: *Cien Saude Colet.* 2019; 24(9): 3417–3429.

212 Quan NG/Lohman MC/Resciniti NV/Friedman DB: »A systematic review of interventions for loneliness among older adults living in long-term care facilities«; in: *Aging Ment Health.* 2019; 1–11.

213 van der Wal CN/Kok RN: »Laughter-inducing therapies: Systematic review and meta-analysis«; in: *Soc Sci Med.* 2019; 232: 473–488.

214 Belz D/Moinzadeh P/Riemekasten G et al.: »Large Variability of Frequency and Type of Physical Therapy in Patients in the German Network for Systemic Sclerosis«; in: *Arthritis Care Res (Hoboken).* 2020; 72(8): 1041–1048.

215 Bahtiyarca ZT/Can A/Ekşioğlu E/Çakcı A: »The addition of self-lymphatic drainage to compression therapy instead of manual lymphatic drainage in the first phase of complex decongestive therapy for treatment of breast cancer-related lymphedema: A randomized-controlled, prospective study«; in: *Turk J Phys Med Rehabil.* 2018; 65(4): 309–317.

216 https://www.sanasearch.ch/de/blog/artikel/mit-manueller-lymphdrainage-schwellungen-sanft-behandeln/ (10.10.2017)

217 Ezzo J/Manheimer E/McNeely ML et al.: »Manual lymphatic drainage for lymphedema following breast cancer treatment«; in: *Cochrane Database Syst Rev.* 2015; (5): CD003475.

218 Tornatore L/De Luca ML/Ciccarello M/Benedetti MG: »Effects of combining manual lymphatic drainage and Kinesiotaping on pain, edema, and range of motion in patients with total knee replacement: a randomized clinical trial«; in: *Int J Rehabil Res.* 2020; 43(3): 240–246.

219 Ebert JR/Joss B/Jardine B/Wood DJ: »Randomized trial investigating the efficacy of manual lymphatic drainage to improve early outcome after total knee arthroplasty«; in: *Arch Phys Med Rehabil.* 2013; 94(11): 2103–2111.

220 Pichonnaz C/Bassin JP/Lécureux E et al.: »Effect of Manual Lymphatic Drainage After Total Knee Arthroplasty: A Randomized Controlled Trial«; in: *Arch Phys Med Rehabil.* 2016; 97(5): 674–682.

221 *https://www.musiktherapie.de/musiktherapie/was-ist-musiktherapie/*

222 Li X/Li C/Hu N/Wang T: »Music Interventions for Disorders of Consciousness: A Systematic Review and Meta-analysis«; in: J Neurosci Nurs. 2020; 52(4): 146–151.

223 Wei TT/Tian X/Zhang FY et al.: »Music interventions for chemotherapy-induced nausea and vomiting: a systematic review and meta-analysis«; in: *Support Care Cancer.* 2020; 28(9): 4031–4041.

224 Magee WL/Clark I/Tamplin J/Bradt J: »Music interventions for acquired brain injury«; in: *Cochrane Database Syst Rev.* 2017; 1(1): CD006787.

225 Bradt J/Dileo C/Magill L/Teague A: »Music interventions for improving psychological and physical outcomes in cancer patients«; in: *Cochrane Database Syst Rev.* 2016; (8): CD006911.

226 Bradt J/Dileo C/Potvin N: »Music for stress and anxiety reduction in coronary heart disease patients«; in: *Cochrane Database Syst Rev.* 2013; (12): CD006577.

227 Bradt J/Dileo C/Shim M: »Music interventions for preoperative anxiety«; in: *Cochrane Database Syst Rev.* 2013; (6): CD006908.

228 Polizzi, N.: »How To Detox Your Body With Oil Pulling«; online auf: https://www.greenmedinfo.com (26.5.2020, 9:00 h)

229 *https://www.oelziehen.net/*

230 Rehberg, C.: »Ölziehen – Ihre Kur zur Entgiftung«; online auf: *https://www.zentrum-der-gesundheit.de* (8.5.2020)

231 Peedikayil FC/Remy V/John S: »Comparison of antibacterial efficacy of coconut oil and chlorhexidine on Streptococcus mutans: An in vivo study«; in: *J Int Soc Prev Community Dent.* 2016; 6(5): 447–452.

232 Vadhana VC/Sharath A/Geethapriya PR/Vijayasankari V: »Effect of sesame oil, ozonated sesame oil, and chlorhexidine mouthwash on oral health status of adolescents: A randomized controlled pilot trial«; in: *J Indian Soc Pedod Prev Dent.* 2019; 37(4): 365–371.

233 Asokan S/Rathan J/Muthu MS et al.: »Effect of oil pulling on Streptococcus mutans count in plaque and saliva using Dentocult SM Strip mutans test: a randomized, controlled, triple-blind study«; in: *J Indian Soc Pedod Prev Dent.* 2008; 26(1): 12–17.

234 Asokan S/Kumar RS/Emmadi P et al.: »Effect of oil pulling on halitosis and microorganisms causing halitosis: a randomized controlled pilot trial«; in: *J Indian Soc Pedod Prev Dent.* 2011; 29(2): 90–94.

235 Asokan S/Emmadi P/Chamundeswari R: »Effect of oil pulling on plaque induced gingivitis: a randomized, controlled, triple-blind study«; in: *Indian J Dent Res.* 2009; 20(1): 47–51.

236 Sezgin Y/Memis Ozgul B/Alptekin NO: »Efficacy of oil pulling therapy with coconut oil on four-day supragingival plaque growth: A randomized crossover clinical trial«; in: *Complement Ther Med.* 2019; 47: 102193.

237 Kandaswamy SK/Sharath A/Priya PG: »Comparison of the Effectiveness of Probiotic, Chlorhexidine-based Mouthwashes, and Oil Pulling Therapy on Plaque Accumulation and Gingival Inflammation in 10- to 12-year-old Schoolchildren«; in: *Int J Clin Pediatr Dent.* 2018; 11(2): 66–70.

238 Wong CF/Yan SW/Wong WM/Ho RSL: »Exogenous lipoid pneumonia associated with oil pulling: Report of two cases«; in: *Monaldi Arch Chest Dis.* 2018; 88(3): 922.

239 *https://pilates-verband.org/pilates/vorteile/*

240 https://pilates-verband.org/pilates/was-ist-das/

241 Cavina APS/Pizzo Junior E/Machado AF et al.: »Effects of the Mat Pilates Method on Body Composition: Systematic Review With Meta-Analysis«; in: *J Phys Act Health*. 2020; 1–9.

242 Chen Z/Ye X/Shen Z et al.: »Effect of Pilates on Sleep Quality: A Systematic Review and Meta-Analysis of Randomized Controlled Trials«; in: *Front Neurol*. 2020; 11: 158.

243 Casonatto J/Yamacita CM: »Pilates exercise and postural balance in older adults: A systematic review and meta-analysis of randomized controlled trials«; in: *Complement Ther Med*. 2020; 48: 102232.

244 Fernández-Rodríguez R/Álvarez-Bueno C/Ferri-Morales A et al.: »Pilates Method Improves Cardiorespiratory Fitness: A Systematic Review and Meta-Analysis«; in: *J Clin Med*. 2019; 8(11): 1761.

245 Campos RR/Dias JM/Pereira LM et al.: »Effect of the Pilates method on physical conditioning of healthy subjects: a systematic review and meta-analysis«; in: *J Sports Med Phys Fitness*. 2016; 56(7–8): 864–873.

246 Bueno de Souza RO/Marcon LF/Arruda ASF et al.: »Effects of Mat Pilates on Physical Functional Performance of Older Adults: A Meta-analysis of Randomized Controlled Trials«; in: *Am J Phys Med Rehabil*. 2018; 97(6): 414–425.

247 https://en.wikipedia.org/wiki/The_Relaxation_Response

248 Tian X/Tang RY/Xu LL et al.: »Progressive muscle relaxation is effective in preventing and alleviating of chemotherapy-induced nausea and vomiting among cancer patients: a systematic review of six randomized controlled trials«; in: *Support Care Cancer*. 2020; 28(9): 4051–4058.

249 Melo-Dias C/Lopes RC/Cardoso DFB et al.: »Schizophrenia and Progressive Muscle Relaxation – A systematic review of effectiveness«; in: *Heliyon*. 2019; 5(4): e01484.

250 Meyer B/Keller A/Müller B et al.: »Progressive Muskelrelaxation nach Jacobson bei der Migräneprophylaxe: Klinische Effektivität und Wirkmechanismen«; in: *Schmerz*. 2018; 32(4): 250–258.

251 Furhad S/Bokhari AA: »Cupping Therapy«; in: *StatPearls*. Treasure Island (FL): StatPearls Publishing; July 31, 2020.

252 »Counter-Irritation, Its Principles and Practice; Illustrated by One Hundred Cases of the Most Painful and Important Diseases Effectually Cured by External Applications«; in: *Br Foreign Med Rev*. 1838; 6(12): 498–505.

253 Moura CC/Chaves ÉCL/Cardoso ACLR et al.: »Cupping therapy and chronic back pain: systematic review and meta-analysis«; in: *Rev Lat Am Enfermagem*. 2018; 26: e3094.

254 Kim S/Lee SH/Kim MR et al.: »Is cupping therapy effective in patients with neck pain? A systematic review and meta-analysis«; in: *BMJ Open*. 2018; 8(11): e021070.

255 Ma SY/Wang Y/Xu JQ/Zheng L: »Cupping therapy for treating ankylosing spondylitis: The evidence from systematic review and meta-analysis«; in: *Complement Ther Clin Pract*. 2018; 32: 187–194.

256 Wang YL/An CM/Song S et al.: »Cupping Therapy for Knee Osteoarthritis: A Synthesis of Evidence«; in: *Complement Med Res*. 2018; 25(4): 249–255.

257 Li JQ/Guo W/Sun ZG et al.: »Cupping therapy for treating knee osteoarthritis: The evidence from systematic review and meta-analysis«; in: *Complement Ther Clin Pract*. 2017; 28: 152–160.

258 *https://medical-diag.com/6196-what-are-health-benefits-of-tai-chi*

259 Guan Y/Hao Y/Guan Y/Wang H: »Effects of Tai Chi on essential hypertension and related risk factors: A meta-analysis of randomized controlled trials«; in: *J Rehabil Med*. 2020; 52(5): jrm00057.

260 Wu B/Ding Y/Zhong B et al.: »Intervention Treatment for Myocardial Infarction With Tai Chi: A Systematic Review and Meta-analysis«; in: *Arch Phys Med Rehabil*. 2020; S0003-9993(20)30154-4.

261 Gu Q/Wu SJ/Zheng Y et al.: »Tai Chi Exercise for Patients with Chronic Heart Failure: A Meta-analysis of Randomized Controlled Trials«; in: *Am J Phys Med Rehabil*. 2017; 96(10): 706–716.

262 Ngai SP/Jones AY/Tam WW: »Tai Chi for chronic obstructive pulmonary disease (COPD)«; in: *Cochrane Database Syst Rev*. 2016; (6): CD009953.

263 Liu F/Cui J/Liu X et al.: »The effect of tai chi and Qigong exercise on depression and anxiety of individuals with substance use disorders: a systematic review and meta-analysis«; in: *BMC Complement Med Ther*. 2020; 20(1): 161.

264 Zeng Y/Luo T/Xie H et al.: »Health benefits of qigong or tai chi for cancer patients: a systematic review and meta-analyses«; in: *Complement Ther Med*. 2014; 22(1): 173–186.

265 Donelly/Joseph M. (Hrsg): *Travell, Simons & Simons' Myofascial Pain and Dysfunction. The Trigger Point Manual;* Third Edition; Wolter Kluwer 2019

266 Uemoto L/Nascimento de Azevedo R/Almeida Alfaya T et al.: »Myofascial trigger point therapy: laser therapy and dry needling«; in: *Curr Pain Headache Rep*. 2013; 17(9): 357.

267 Moraska AF/Schmiege SJ/Mann JD et al.: »Responsiveness of Myofascial Trigger Points to Single and Multiple Trigger Point Release Massages: A Randomized, Placebo Controlled Trial«; in: *Am J Phys Med Rehabil*. 2017; 96(9): 639–645.

268 Callejas-Marcos I/Torrijos-Bravo A/Torres-Chica B et al.: »Efficacy of dry needling in neck pain compared with other physiotherapy techniques: A systematic review«; in: *Rehabilitacion (Madr)*. 2019; 53(3): 189–197.

269 Liu L/Huang QM/Liu QG et al.: »Effectiveness of dry needling for myofascial trigger points associated with neck and shoulder pain: a systematic review and meta-analysis«; in: *Arch Phys Med Rehabil*. 2015; 96(5): 944–955.

270 Liu L/Huang QM/Liu QG et al.: »Evidence for Dry Needling in the Management of Myofascial Trigger Points Associated With Low Back Pain: A Systematic Review and Meta-Analysis«; in: *Arch Phys Med Rehabil*. 2018; 99(1): 144–152.e2.

271 Falsiroli Maistrello L/Geri T/Gianola S et al.: »Effectiveness of Trigger Point Manual Treatment on the Frequency, Intensity, and Duration of Attacks in

Primary Headaches: A Systematic Review and Meta-Analysis of Randomized Controlled Trials«; in: *Front Neurol*. 2018; 9: 254.

272 https://operationmeditation.com/discover/visualization-techniques/

273 Roffe L/Schmidt K/Ernst E. A systematic review of guided imagery as an adjuvant cancer therapy. *Psychooncology*. 2005;14(8):607–617.

274 Giacobbi PR Jr/Stabler ME/Stewart J et al.: »Guided Imagery for Arthritis and Other Rheumatic Diseases: A Systematic Review of Randomized Controlled Trials«; in: *Pain Manag Nurs*. 2015; 16(5): 792–803.

275 Posadzki P/Lewandowski W/Terry R et al: »Guided imagery for non-musculoskeletal pain: a systematic review of randomized clinical trials«; in: *J Pain Symptom Manage*. 2012; 44(1): 95–104.

276 Carpenter JJ/Hines SH/Lan VM: »Guided Imagery for Pain Management in Postoperative Orthopedic Patients: An Integrative Literature Review«; in: *J Holist Nurs*. 2017; 35(4): 342–351.

277 Felix MMDS/Ferreira MBG/da Cruz LF/Barbosa MH: »Relaxation Therapy with Guided Imagery for Postoperative Pain Management: An Integrative Review«; in: *Pain Manag Nurs*. 2019; 20(1): 3–9.

278 Zech N/Hansen E/Bernardy K/Häuser W: »Efficacy, acceptability and safety of guided imagery/hypnosis in fibromyalgia – A systematic review and meta-analysis of randomized controlled trials«; in: *Eur J Pain*. 2017; 21(2): 217–227.

279 Hadjibalassi M/Lambrinou E/Papastavrou E et al.: »The effect of guided imagery on physiological and psychological outcomes of adult ICU patients: A systematic literature review and methodological implications«; in: *Aust Crit Care*. 2018; 31(2): 73–86.

280 Taylor J/McLean L/Korner A et al.: »Mindfulness and yoga for psychological trauma: systematic review and meta-analysis«; in: *J Trauma Dissociation*. 2020;1–38.

281 Brinsley J/Schuch F/Lederman O et al.: »Effects of yoga on depressive symptoms in people with mental disorders: a systematic review and meta-analysis«; in: *Br J Sports Med*. 2020; bjsports-2019-101242.

282 Wang WL/Chen KH/Pan YC et al.: »The effect of yoga on sleep quality and insomnia in women with sleep problems: a systematic review and meta-analysis«; *BMC Psychiatry*. 2020; 20(1): 195.

283 Cramer H/Lauche R/Klose P et al.: »Yoga for improving health-related quality of life, mental health and cancer-related symptoms in women diagnosed with breast cancer«; in: *Cochrane Database Syst Rev*. 2017; 1(1): CD010802.

284 Kwon R/Kasper K/London S/Haas DM: »A systematic review: The effects of yoga on pregnancy«; in: *Eur J Obstet Gynecol Reprod Biol*. 2020; 250: 171–177.

285 Posadzki P/Cramer H/Kuzdzal A et al.: »Yoga for hypertension: a systematic review of randomized clinical trials«; in: *Complement Ther Med*. 2014; 22(3): 511–522.

286 Matsushita T/Oka T.: »A large-scale survey of adverse events experienced in yoga classes«; in: Biopsychosoc Med. 2015; 9: 9.

Impressum

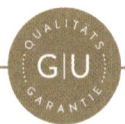

© 2021 GRÄFE UND UNZER VERLAG GmbH, München
Alle Rechte vorbehalten. Nachdruck, auch auszugsweise, sowie Verbreitung durch Bild, Funk, Fernsehen und Internet, durch fotomechanische Wiedergabe, Tonträger und Datenverarbeitungssysteme jeder Art nur mit schriftlicher Genehmigung des Verlages.

Projektleitung: Christof Klocker
Lektorat: Text & Typo, Gräfelfing
Bildredaktion: Dr. Nafsika Mylona, Nele Schneidewind
Umschlaggestaltung und Layout: independent Medien-Design, Horst Moser, München

Herstellung: Markus Plötz
Satz: Uhl + Massopust, Aalen
Lithos: Ludwig Media, Zell am See
Druck und Bindung: Livonia Print, Lettland

ISBN 978-3-8338-7793-3

1. Auflage 2021

Bildnachweis
Coverillu: Nils Kasiske

Grafiken: Edzard Ernst

Fotos: Adobe Stock: S. 26, 62, 92, 136, 173, 178; akg-images: S. 76; Alamy: S. 127; Getty Images: S. 89, 115, 123; GU-Archiv/Petra Ender: S. 142; iStockphoto: S. 6, 52, 66, 95, 107, 131, 138, 145, 150, 153, 169, 184, 191; mauritius images: S. 182; Seasons Agency: S. 147; Shutterstock: S. 58, 83, 159, 165, 194;
Autorenfoto: Privat

Syndication: seasons.agency

Wichtiger Hinweis
Die Inhalte des vorliegenden Ratgebers wurden sorgfältig recherchiert. Sie bieten keinen Ersatz für persönlichen medizinischen Rat. Jede/r Leser/in ist für das eigene Tun selbst verantwortlich. Weder Autor noch Verlag können für eventuelle Nachteile, die aus den im Buch gegebenen Hinweisen resultieren, eine Haftung übernehmen.

Umwelthinweis
Dieses Buch ist auf PEFC-zertifiziertem Papier aus nachhaltiger Waldwirtschaft gedruckt.

LIEBE LESERINNEN UND LESER,
wir wollen Ihnen mit diesem Buch Informationen und Anregungen geben, um Ihnen das Leben zu erleichtern oder Sie zu inspirieren, Neues auszuprobieren. Wir achten bei der Erstellung unserer Bücher auf Aktualität und stellen höchste Ansprüche an Inhalt und Gestaltung. Alle Anleitungen und Rezepte werden von unseren Autoren, jeweils Experten auf ihren Gebieten, gewissenhaft erstellt und von unseren Redakteuren/innen mit größter Sorgfalt ausgewählt und geprüft.
Haben wir Ihre Erwartungen erfüllt? Sind Sie mit diesem Buch und seinen Inhalten zufrieden? Wir freuen uns auf Ihre Rückmeldung. Und wir freuen uns, wenn Sie diesen Titel weiterempfehlen, in Ihrem Freundeskreis oder bei Ihrem online-Kauf.
Sollten wir Ihre Erwartungen so gar nicht erfüllt haben, tauschen wir Ihnen Ihr Buch jederzeit gegen ein gleichwertiges zum gleichen oder ähnlichen Thema um.

KONTAKT ZUM LESERSERVICE
GRÄFE UND UNZER VERLAG
Grillparzerstraße 12
81675 München
www.gu.de

Die GU-Homepage finden Sie unter www.gu.de

 www.facebook.com/gu.verlag

GRÄFE UND UNZER
Ein Unternehmen der
GANSKE VERLAGSGRUPPE